DES

MALADIES VÉNÉRIENNES

ET DE

LEUR TRAITEMENT

D'APRÈS LES DOCTRINES DU Dr RICORD

PAR

LE Dr É. CLÉMENT

De la Faculté de Paris

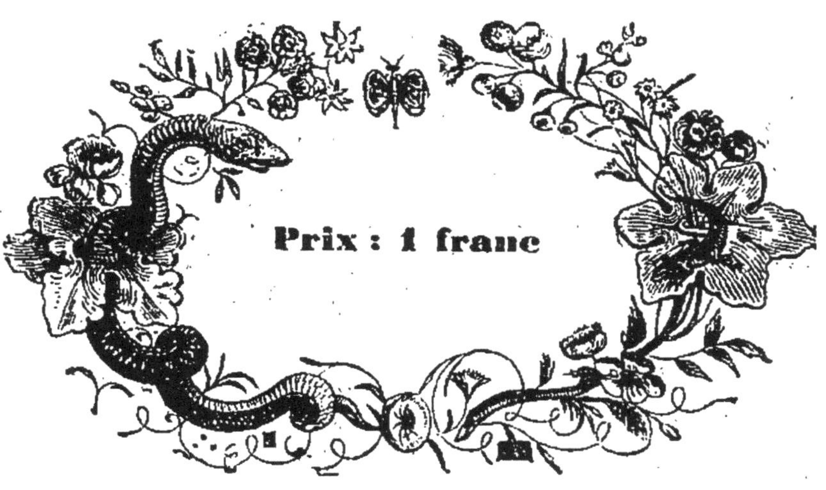

Prix : 1 franc

EN VENTE

A LA LIBRAIRIE DU LOUVRE

2, RUE DE MARENGO, 2

A PARIS

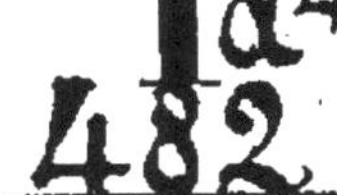

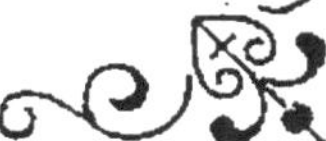

DES

MALADIES VÉNÉRIENNES

ET DE

LEUR TRAITEMENT

DES MALADIES VÉNÉRIENNES ET DE LEUR TRAITEMENT

D'APRÈS LES DOCTRINES DU Dr RICORD

PAR

LE Dr É. CLÉMENT
De la Faculté de Paris

EN VENTE
A LA LIBRAIRIE DU LOUVRE
2, RUE DE MARENGO, 2
A PARIS

1884

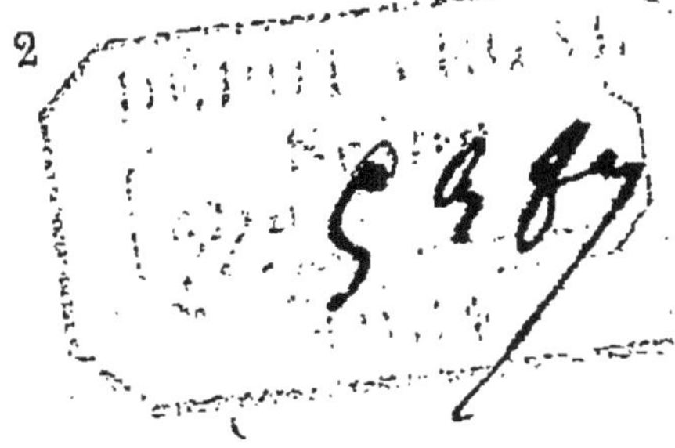

PRÉFACE

Dans nos diverses publications antérieures[1] le sujet de ce nouvel ouvrage a déjà été indiqué, mais, faute d'espace, il n'a pu être traité avec tous les développements que réclame son importance.

Pour remplir cette lacune, et répondre au désir exprimé par de nombreux clients, nous publions aujourd'hui, dans un *Traité des Maladies vénériennes*, le résultat de l'expérience acquise par quinze années de pratique dans cette

[1] *Hygiène conjugale*, guide des gens mariés.
Guide de l'homme dans les maladies des voies urinaires et des organes de la génération.
Guide de la femme dans les maladies de son sexe.
De l'onanisme et du traitement des suites de la masturbation.

branche spéciale et si importante de la médecine.

Le malade s'intéresse généralement peu aux questions de principes et de controverses scientifiques ; ce qu'il recherche avant tout, ce sont des conseils pratiques devant lui servir de guide, c'est le fil conducteur qui doit le diriger dans le passage difficile où, le plus souvent, son inexpérience l'a engagé.

Prévenir et Guérir, tel a été notre but. Le lecteur trouvera donc dans cet ouvrage, décrits avec le plus grand soin, les préceptes à suivre, les précautions à prendre pour se garantir de l'infection vénérienne, les moyens à employer pour faire, au besoin, avorter la maladie, ou la poursuivre dans ses manifestations ultérieures si, par erreur ou négligence, il a laissé le mal s'invétérer.

Succès oblige : aussi toute notre sollicitude a-t-elle été employée à rendre ce nouveau volume digne de l'accueil bienveillant que le public a fait à nos précédentes publications.

CONSIDÉRATIONS GÉNÉRALES

SUR

LES MALADIES VÉNÉRIENNES

On désigne sous le nom de *vénériennes*, des maladies qui ont leur source habituelle, mais non constante, dans les contacts résultant des rapprochement sexuels.

Nous disons la *source habituelle, mais non constante*, car la transmission de la maladie peut se faire par différentes voies. Sans parler de certaines affections qui, telles que les écoulements génitaux chez la femme, peuvent naître spontanément, il arrive que des objets inertes, *instruments de chirurgie*, *verres à boire*, etc., sur lesquels des liquides purulents ont été déposés, sont devenus les agents de la transmission.

Ces maladies, confondues autrefois par beaucoup

de médecins, et encore aujourd'hui par le public, doivent être séparées en deux classes bien distinctes : les unes, en effet, sont contagieuses, c'est-à-dire susceptibles de se transmettre par contact; les autres, produit d'une simple irritation, ne sont pas transmissibles.

Dans le premier groupe nous rangerons : la *Blennorrhagie*, le *Chancre mou* et la *Syphilis* ; dans le second, se trouvent : les *Végétations*, l'*Adénite*, la *Balanite*, l'*Herpès*, le *Phimosis*, etc.

La science n'est pas encore aujourd'hui fixée sur le point de savoir si les maladies vénériennes étaient connues des anciens. De toutes les controverses, il résulte néanmoins que, pour quelques-unes d'entre elles, le doute n'est plus possible. La blennorrhagie et le chancre mou, par exemple, sont dans ce cas. Quant à la syphilis, si elle a existé dans les temps anciens, ce ne peut être ni avec les caractères, ni avec la gravité qu'elle a actuellement. Il n'existe, en effet, dans les livres anciens, aucune description de maladie se rapportant à la syphilis, telle, du moins, qu'elle se présente de nos jours. La lèpre ancienne, que des auteurs ont confondue avec la syphilis, ne s'en rapproche que par quelques traits bien peu ressemblants.

PREMIÈRE PARTIE

BLENNORRHAGIE

GÉNÉRALITÉS.

De toutes les maladies vénériennes, la blennorrhagie — qui a été aussi désignée sous les noms de *gonorrhée* et de *chaudepisse* — est la plus anciennement connue et décrite comme affection contagieuse transmissible. Les personnes qui en étaient atteintes étaient dites *souillées*, et on les éloignait du contact des autres[1].

On donne le nom de *blennorrhagie* aux inflammations de diverses muqueuses — principalement des muqueuses génito-urinaires — déterminant une sécrétion de matière mucoso-purulente. Lorsque toute trace d'inflammation a disparu, et qu'il ne reste plus qu'un écoulement plus ou moins abondant, cette maladie prend le nom de *blennorrhée*. Ces deux expressions, *blennorhagie*

[1] On a dit du roi David : *Fluens et leprosus erat.*

et *blennorrhée,* ont remplacé celle de *gonorrhée,* que les anciens donnaient aux écoulements des organes génito-urinaires et qu'ils croyaient entretenus par une évacuation spermatique.

Causes. — La blennorrhagie peut naître spontanément, ou bien être déterminée par une simple irritation des muqueuses génitales dans l'acte sexuel. Mais le plus souvent cette maladie est le produit d'une contagion vénérienne, c'est-à-dire par le dépôt sur une muqueuse saine de la matière mucoso-purulente sécrétée par une muqueuse enflammée ; et, à ce propos, il est évident que plus l'inflammation est plus violente, plus puissante est la cause.

Nous ferons également remarquer que la femme peut, sans être elle-même contaminée, servir d'intermédiaire à la contagion, à la suite de rapports sexuels avec plusieurs hommes, dont l'un aurait été atteint d'écoulement.

Toutefois, quelle que soit la cause qui produise la blennorrhagie, cette maladie reste toujours locale : en aucun cas elle ne donne naissance à un virus capable de produire des accidents constitutionnels, quoiqu'il se détermine assez souvent, il est vrai, des accidents de *voisinage* ou de *sympathie* sur les testicules, sur les glandes, sur les yeux et sur les articulations.

C'est de nos jours seulement, et surtout depuis les remarquables travaux du docteur Ricord, que cette opinion a prévalu. Autrefois, en effet, on regardait tous les écoulements vénériens comme des affections virulentes pouvant donner lieu à une infection syphilitique. La découverte du *chancre larvé*[1] dissipe l'erreur dans laquelle étaient tombés les syphiliographes anciens : par cette découverte, on a démontré que la blennorrhagie pouvait être un résultat ou une complication du *chancre induré*, symptôme initial de la syphilis.

Il sera donc d'une importance capitale de pouvoir distinguer au début ces deux espèces de blennorrhagie. La première, la *blennorrhagie essentielle simple*, est une maladie locale s'éteignant sur place ; la seconde, la *blennorrhagie virulente*, est symptomatique du chancre susceptible de transmettre la vérole. La nature de la sécrétion permet seule d'établir avec certitude cette distinction ; dans le premier cas, en effet, le pus blennorrhagique inoculé sur la peau ne produit qu'un résultat négatif ; dans le second cas, cette inoculation donne naissance à un chancre syphilitique bientôt suivi d'accidents secondaires.

La blennorrhagie est de tous les âges ; rien n'est plus commun que de voir des petites filles naître avec des écoulements analogues ; on cite le cas d'un enfant de dix-sept mois qui l'a contractée à la suite de rapports sexuels avec sa nourrice. Bref, il y a bien peu de personnes réfractaires à la contagion blennorrhagique, à tel point

[1] Chancre situé dans le canal de l'urèthre, et dont le siége profond échappe à la vue.

que Lisfranc a pu dire, en parlant de la chaudepisse, que sur cent individus il y en a au moins quatre-vingts qui l'ont eue, qui l'ont, ou qui l'auront. Le progrès de la civilisation a, depuis lors, plutôt accru que diminué cette proportion.

Quoi qu'il en soit, le tempérament lymphatique, la scrofule, la dartre, sont des causes sérieuses de prédisposition. Il en est de même de certains climats et de certains aliments, des asperges, de la bière. Les bains chauds, les excès de table suivis de rapports sexuels trop prolongés ou trop répétés, surtout quand il y a disproportion entre les organes génitaux, sont autant de circonstances qui agissent comme favorisant la blennorrhagie, et qui peuvent même à elles seules la déterminer.

La blennorrhagie est une des maladies qui ont le plus de tendance à récidiver. A chaque récidive, les muqueuses génitales deviennent de plus en plus sensibles à la contagion : aussi peut-on dire que la facilité avec laquelle on contracte la blennorrhagie croît en raison du nombre et de la durée des écoulements antérieurs. Ainsi qu'un homme se trouve dans les conditions mentionnées plus haut et, après un repas plantureux, se livre à des excès de coït, il pourra contracter une véritable chaudepisse sans qu'on puisse trouver chez la femme la moindre trace d'écoulement.

Ces faits ne sont peut-être pas aussi rares qu'on le suppose.

Il y a quelque temps, un jeune homme blond, d'une

taille élevée, d'un tempérament évidemment lymphatique, se présente à ma consultation. Il avait une inflammation de l'urèthre avec écoulement purulent très-abondant qui lui était survenu récemment, et il se plaignait de douleurs en urinant. Une femme l'accompagnait, et, comme il l'accusait de l'avoir rendu malade, il me pria de vouloir bien l'examiner. Cette femme, jeune, brune, d'un tempérament nerveux, est examinée au spéculum avec le plus grand soin, et l'examen le plus minutieux ne parvient pas à révéler chez elle la moindre trace d'écoulement. Le malade, interrogé, assure n'avoir eu de rapports avec aucune autre femme; seulement après un dîner copieux, où dominaient les mets excitants arrosés d'un vin capiteux, les deux jeunes gens sont allés au théâtre, et, pendant les entr'actes, ont bu plusieurs verres de bière ; puis, dans la nuit, les rapports conjugaux ont été plusieurs fois répétés. Trois jours après, un petit chatouillement se fait sentir au bout de la verge, le méat urinaire rougit et s'enflamme, un peu de mucosité en agglutine les bords, bref, au bout de quelques jours la chaudepisse est dans tout son épanouissement.

Comme je l'ai dit plus haut, ces faits ne sont pas rares ; il n'est pas de spécialiste qui n'en soit journellement témoin; seulement, tous ne sont pas complétement d'accord sur leur interprétation. Quelques-uns décrivent sous le nom d'*uréthrite simple* ou *blennorrhoïde* le phénomène que nous venons de reproduire, réservant le nom de *blennorrhagie* au seul écoulement provenant du dépôt sur une muqueuse saine de la matière purulente. En théorie, ces distinctions sont possibles ; mais, en pratique, il est loin d'en être ainsi, car rien ne différencie le pus provenant d'une inflammation simple d'avec celui produit par une inflammation virulente : la nature intime de la maladie reste le plus souvent inconnue.

Nous avons dit que la plupart des muqueuses peuvent être le siége d'un écoulement blennorrhagique ; il n'en est pas moins vrai que cette maladie a pour les muqueuses génitales une prédilection particulière ; et, parmi ces dernières, l'urèthre chez l'homme et la muqueuse vaginale chez la femme offrent à la contagion l'aptitude la plus remarquable.

Les autres muqueuses susceptibles d'écoulement sont, par ordre de fréquence : la muqueuse oculaire, la muqueuse anale, la muqueuse nasale, etc.

VARIÉTÉS DE LA BLENNORRHAGIE

BLENNORRHAGIES DES MUQUEUSES GÉNITALES.

Chez l'homme :

Blennorrhagie uréthrale ou Uréthrite ;
2° — du prépuce et du gland ou Balanite.

Chez la femme :

1° Blennorrhagie vulvaire ou Vulvite ;
2° — vaginale ou Vaginite ;
3° — uréthrale ou Uréthrite ;
4° — utérine ou Métrite.

BLENNORRHAGIES EXTRA-GÉNITALES.

1° Blennorrhagie oculaire ou Ophtalmie blennorrhagique ;
2° — anale ;
3° — nasale ;
4° — auriculaire (?) ;
5° — buccale (??).

CHAPITRE PREMIE

BLENNORRHAGIE CHEZ L'HOMME

---

§ 1er. — BLENNORRHAGIE URÉTHRALE.

(URÉTHRITE BLENNORRHAGIQUE.)

L'inflammation de la muqueuse uréthrale est le type des affections blennorrhagiques : c'est à elle que se rapportent toutes les descriptions de cette maladie. Limitée d'abord aux environs du méat, l'inflammation se propage ensuite d'avant en arrière jusqu'aux parties profondes du canal.

Causes. — La largeur du méat urinaire, l'existence d'un long prépuce formant une espèce de godet où la matière virulente peut s'amasser, sont des causes qui favorisent la contamination.

Symptômes. — L'accomplissement de l'acte vénérien chez l'homme est ordinairement suivi d'une lassitude locale qui se dissipe au bout de quelques heures. Quand même le coït a été infectant, aucun signe suspect ne vient, pendant trois jours, faire soupçonner le drame intime qui se prépare ; mais, après ce laps de temps, un petit prurit plutôt voluptueux que désagréable se fait sentir en arrière du méat urinaire, au niveau de la fosse naviculaire ; en même temps, les bords du méat, devenus un peu rouges, s'humectent, s'agglutinent et sécrètent du pus.

Le novice ne prête que peu d'attention à ces sensations ; il est plutôt tenté de s'en féliciter que de s'en inquiéter. Mais le vieux routier, que l'expérience a instruit, connaît déjà son sort; il ne peut plus s'y tromper.

Et, en effet, bientôt va se dérouler toute la série des symptômes.

C'est d'abord un peu de turgescence du gland; puis l'apparition au bout du méat, deux ou trois heures après la miction, d'une gouttelette légèrement teintée de blanc. Alors, il n'y a plus à hésiter : il faut qu'un traitement énergique vienne enrayer la maladie et empêcher les phénomènes de suivre leur cours. Sinon, aux premiers symptômes viennent bientôt s'ajouter d'autres signes plus caractéristiques. Au léger prurit du début succède un sentiment d'ardeur, de picotement dans le trajet du canal; l'urine paraît brûlante, la tuméfaction du gland augmente et gagne la verge, qu'on dirait en demi-érection. Les bords du méat urinaire, boursouflés et renversés en dehors, sont rouges et luisants. L'écoulement devient plus abondant, et sa couleur se fonce : elle est grisâtre.

Du huitième au dixième jour, l'inflammation fait des progrès et gagne en étendue et en profondeur. La douleur en urinant s'exaspère[1]; les tissus qui doublent la muqueuse du canal, participant à l'inflammation, se gonflent et présentent l'apparence d'un tube rigide qui, dans l'érection, empêche la distension de la verge et la force à se recourber en arc à concavité inférieure, ayant l'urèthre pour corde : de là l'expression : *érection cordée* ou *chaudepisse cordée.*

Cet engorgement du tissu cellulaire donne souvent lieu à des indurations ou à des abcès péri-uréthraux. C'est aux côtés du frein qu'on les observe le plus souvent.

Lorsque la blennorrhagie a atteint la région prostatique (le col de la vessie), le malaise augmente encore, et aux symptômes précédents s'ajoutent la pesanteur au périnée, l'impossibilité de croiser les jambes ou de s'asseoir, la difficulté pour uriner, et l'écoulement d'une certaine quantité de sang avec les premières gouttes d'urine.

L'écoulement est plus abondant pendant cette période : de muqueux, il devient muco-purulent et même franchement purulent. Il se présente alors sous l'aspect d'un pus jaune-verdâtre, épais, et quelquefois rougeâtre lorsque, l'inflammation ayant gagné la région prostatique, il se trouve mélangé de globules sanguins.

[1] C'est à cette période que le passage de l'urine donne la sensation d'un fer chaud. L'acuité de cette douleur a créé les expressions de *pisser des lames de rasoir, des épingles, des rognures de fer blanc.*

La blennorrhagie se propage rarement au delà du col de la vessie. Les inflammations de cet organe, des uretères et des reins seront décrites plus tard comme complications de cette maladie.

Lorsque la blennorrhagie a atteint son summum d'intensité, elle reste stationnaire pendant huit ou quinze jours, et alors commence la période de déclin. La douleur diminue, la miction devient moins pénible, les érections sont moins fréquentes, et la sécrétion purulente, moins abondante, plus claire, reprend les caractères du muco-pus. Ce déclin de la maladie arrive plus ou moins vite, mais il est rare que la blennorrhagie se termine franchement; le plus souvent, après plusieurs recrudescences ou récidives, elle passe à l'état chronique désigné sous les noms de *blennorrhée, suintement, goutte militaire.*

Quoiqu'elle puisse s'établir d'emblée, la *blennorrhagie chronique* est presque toujours consécutive à l'état aigu : elle est produite par un traitement mal dirigé ou trop tôt abandonné, par des écarts de régime ou par un tempérament profondément lymphatique.

BLENNORRHAGIE CHRONIQUE.

Dans la blennorrhagie chronique, tous les symptômes de l'état aigu se trouvent atténués. La douleur est nulle ou presque nulle, et n'a plus lieu qu'après des écarts de régime ou des excitations vénériennes prolongées. L'écoulement est presque tari, et ne se montre que cinq ou six heures après la miction, principalement le matin, au réveil, sous la forme d'une goutte que le malade fait apparaître au bout du méat urinaire, en pressant sur le canal d'arrière en avant (goutte militaire).

La couleur de cette goutte n'est pas toujours la même; quelquefois elle est grisâtre et même légèrement jaunâtre. Elle peut, sous l'influence de causes excitantes, reprendre les caractères de l'état aigu, et redevenir franchement purulente et contagieuse. D'autres fois, le caractère de cette sécrétion se rapproche davantage de la sécrétion purement muqueuse; dans ce cas, les causes excitantes, quelles qu'elles soient, n'ont plus d'influence sur elle.

Quand la blennorrhagie est localisée dans la partie prostatique de l'urèthre, la sécrétion, comme caractère particulier, présente l'aspect d'un liquide visqueux, un peu grisâtre, qui apparaît principalement après la miction, ou après les efforts de la défécation. Ce liquide, qu'il faut bien se garder de confondre avec le liquide spermatique, provient de la prostate et des glandes d Cowper.

Durée. — La durée de la blennorrhagie varie selon l'acuité des symptômes : si elle est de moyenne intensité, elle dure environ vingt et un jours. Mais quand l'inflammation est très-violente, et surtout quand elle a atteint les parties profondes de l'urèthre, et qu'elle revêt la forme catarrhale, la durée se prolonge jusqu'à trois mois et plus. Quant à la période chronique, sa durée est plus variable encore : il n'est pas rare de voir des individus conserver toute leur vie un suintement uréthral de nature blennorrhagique, qui peut disparaître quelques jours pour reparaître à la moindre occasion, et qui fait le tourment de leur existence jusqu'à les pousser au suicide.

Ce retour d'une ancienne uréthrite à un état subaigu ne s'accompagne généralement d'aucune douleur, et cette circonstance permet de la distinguer d'avec l'invasion d'une nouvelle blennorrhagie.

La longue durée d'une blennorrhagie est la principale cause des rétrécissements de l'urèthre.

TRAITEMENT DE LA BLENNORRHAGIE.

Généralités.

Dès que le moindre signe révélateur vient donner l'éveil sur l'imminence de l'invasion d'une blennorrhagie, il est certaines précautions générales auxquelles il faut immédiatement s'astreindre.

Et d'abord, avant tout, il est indispensable de s'abstenir de toute relation sexuelle, de toute occasion d'excitations vénériennes.

Il faut porter un suspensoir bien fait, et ne le quitter que la nuit. La marche prolongée, l'équitation, les promenades dans des voitures non suspendues, seront évitées ; un régime sévère est de rigueur ; les mets excitants et épicés, les boissons fortement alcoolisées seron interdites. Les organes génitaux seront entretenus dans la plus grande propreté, et lotionnés plusieurs fois par jour avec de l'eau pure, ou, mieux, additionnée de quelques gouttes d'extrait de Saturne.

Les mêmes précautions seront prises pour les mains afin d'éviter le transport du pus sur d'autres organes.

§ 1er. — TRAITEMENT ABORTIF.

Nous avons dit que les premiers symptômes de l'invasion de la blennorrhagie se montraient ordinairement du deuxième au troisième jour après le contact suspect. C'est à cette époque qu'apparaît le léger prurit derrière le méat urinaire, ainsi que la première goutte de sécrétion morbide. C'est aussi à cette période seulement que le traitement abortif *peut et doit* être tenté.

Deux séries de moyens sont employées dans ce but, les uns sont directs : *les injections;* les autres, indirects : *le copahu et le cubèbe.*

C'est sur les premiers qu'il faudra compter, et parmi ceux-là un seul, qui a une efficacité réelle et incontestable, devra être mis en usage; nous voulons parler de l'injection avec la solution suivante de nitrate d'argent :

Nitrate d'argent. . . .	0 gr. 50
Eau distillée	30 grammes.

Chargez une petite seringue en verre avec la moitié environ de cette solution, poussez l'injection doucement dans le canal, en ayant soin d'appuyer un doigt un peu en avant de la racine des bourses, de manière à ne pas la laisser pénétrer au delà. En effet, à cette période, l'inflammation n'occupant que la partie antérieure du canal, il est inutile, et même nuisible, de faire pénétrer le médicament plus loin.

Cette injection devra être retenue cinq minutes; elle est suivie de dysurie et d'une douleur assez intense qui persiste quelque temps. Deux heures après cette opération, il s'établit un écoulement abondant d'une matière purulente et épaisse. Cette sécrétion dure trente-six ou quarante-huit heures, puis elle disparaît, et tout rentre dans l'ordre. A ce moment, si l'abortion a réussi, le canal est complétement sec.

Mais si l'abortion a échoué, après deux jours d'une guérison apparente il s'établit une nouvelle sécrétion qui va toujours en augmentant, et qui, de muqueuse, devient au bout de deux ou trois jours franchement purulente.

Faut-il à ce moment tenter de nouveau l'injection abortive? Non! Si cette injection n'a pas réussi alors que la maladie était à peine à son début, à plus forte raison échouera-t-elle à cette période plus avancée.

Cependant si, par ignorance de son état ou par négligence, le malade a laissé s'écouler deux ou trois jours depuis l'apparition des premiers symptômes, il peut encore tenter l'injection abortive, en ayant soin alors de la laisser pénétrer un peu plus loin dans le canal et de l'y retenir plus longtemps. Avec ces précautions, il pourra encore réussir ; mais qu'il sache bien que plus il l'aura employée loin du début, moins elle aura d'efficacité.

A cette période, il faut employer l'injection suivante usitée dans la pratique de Ricord.

Eau de roses	200	grammes.
Sulfate de zinc	1	—
Acétate de plomb	2	—
Teinture de cachou . . .	4	—
Laudanum de Sydenham .	1	—

On devra répéter cette injection trois fois par jour, et, concurremment avec elle, faire usage d'une préparation de cubèbe et de copahu. La meilleure préparation indiquée pour cette période est la suivante, connue sous le nom d'*opiat balsamique :*

Copahu	60	grammes.
Cubèbe	30	—

On ajoute de la magnésie calcinée en quantité suffisante pour arriver à donner à cette préparation la consistance du miel, et on en prend trois fois par jour, enveloppée dans du pain azyme (pain à chanter), la grosseur d'une noisette.

Le docteur Ricord préfère administrer le copahu et le

cubèbe isolément. Ces deux médicaments agissent, il est vrai, de la même manière, mais, si on ne les associe pas, il est utile de commencer d'abord par l'administration du copahu, afin d'avoir en réserve le cubèbe dans le cas où le premier ne serait plus toléré. En dernier lieu, il reste la ressource du mélange.

Le malade doit être averti que ces deux médicaments — copahu, cubèbe, — les seuls antiblennorrhagiques par excellence sont loin d'avoir les inconvénients qu'ont exagérés à plaisir certains inventeurs de prétendus spécifiques. Le copahu provoque seulement un peu d'inappétence, des renvois désagréables, des digestions laborieuses et de la diarrhée. Le cubèbe n'a pas les mêmes inconvénients; il excite l'appétit, mais il est pour l'estomac un peu plus irritant. L'un et l'autre, quand ils sont administrés à trop forte dose, produisent sur la peau une éruption de taches rouges superficielles, accompagnées de démangeaisons ; elles disparaissent au bout de trois jours sans traitement particulier.

§ 2. — TRAITEMENT DE LA PÉRIODE AIGUE.

Soit que le traitement abortif n'ait pas été tenté, soit qu'il ait été employé trop tard et n'ait pas réussi, la période aiguë de la maladie s'établit avec tous ses caractères : inflammation, douleur, rougeur, gonflement, écoulement abondant de muco-pus, etc.

Que faut-il faire? que nous enseigne l'expérience?

A cette période suraiguë, il faut absolument cesser toute médication spécifique, se borner à employer tous les moyens destinés à combattre cette inflammation, et surtout se garder de rien tenter contre l'écoulement lui-même.

Sont donc indiqués :

Les bains généraux tièdes, à l'eau de son, répétés tous les deux ou trois jours;

Les bains locaux froids, à l'eau de mauve, répétés plusieurs fois par jour ;

Les boissons émollientes, mucilagineuses et tempérantes ;

Boire chaque jour cinq ou six verres de tisane de chiendent et de racine de fraisier, édulcorée avec du sirop de gomme, de groseille ou d'orgeat, ou bien avec une pincée de la poudre suivante :

Poudre de sucre	60	grammes.
— de gomme arabique . . .	30	—
— de guimauve	4	—
Nitrate de potasse	4	—

Mêlez.

Prendre, le soir en se couchant, une cuillerée à café de sirop de codéine.

Il est rare qu'avec l'emploi de ces moyens, aidés des moyens généraux que nous avons indiqués, l'inflammation devienne assez violente pour exiger l'application de sangsues. Si cependant ce traitement devenait nécessaire, il serait indispensable d'appliquer au périnée un nombre assez considérable de sangsues (10 à 12) pour amener une déplétion sanguine notable, et même d'en réitérer l'application six ou huit jours après, si l'effet sédatif se faisait attendre.

Dans cette circonstance, il faut insister sur le repos, prendre de la tisane de nymphéa et des bains quotidiens prolongés au moins deux heures;

Faire usage tous les deux jours d'un demi-verre d'eau d'eau de Pullna.

Ce qui fait le tourment des malades pendant cette période, ce sont les érections. Les meilleurs moyens à employer pour combattre cette complication sont les suivants :

Camphre	3 grammes
Thridace	3 —

Mucilage, quantité suffisante pour 20 pilules.

Quatre à prendre chaque soir, ou bien un lavement avec :

Une tête de pavot en décoction dans 250 grammes d'eau bouillante, à laquelle on ajoute :

Camphre	30 centigr.
Un jaune d'œuf.	

Le *lupulin*, partie active du houblon, a aussi joui

d'une certaine vogue, cependant peu méritée. Il devra être employé à la dose suivante :

Sucre.	20 grammes
Lupulin	5 —

Diviser en vingt prises, et en prendre de 2 à 4 par jour.

Le bromure de potassium a une efficacité plus réelle. On le prescrit en solution, ou mélangé avec du sirop de Tolu :

Sirop de Tolu..	400 grammes
Bromure de potassium	10 —

En prendre trois cuillerées par jour dans une tasse de goudron.

Quelques malades, moins patients que d'autres, emploient, pour mettre fin à ces érections, le moyen qui consiste à casser la corde. Pour cela, la verge étant en érection, on la place sur un plan résistant, et on applique sur le dos de la verge un coup sec et violent. Cette pratique donne lieu à une rupture du canal, et, par suite, à un écoulement de sang abondant. C'est s'exposer, en agissant de la sorte, à l'espèce la plus dangereuse des rétrécissements uréthraux ; aussi ce moyen ne doit-il jamais être mis en usage.

Un moyen simple, mais qui réussit quelquefois, consiste à lier la verge et les bourses en masse avec une bandelette de diachylon en se couchant.

En résumé, c'est en diminuant l'inflammation qu'on calmera les érections, car elles sont occasionnées par l'irritation du canal. C'est donc un mal qu'on ne peut qu'atténuer, et qu'il faut savoir supporter.

Bien d'autres médications ont été prônées pour mûrir la blennorrhagie : nous les passons sous silence, car elles ne méritent aucune confiance, à l'exception des bains d'eau froide — principalement des bains de rivière et des bains de fumigation — auxquels nous reconnaissons une réelle efficacité.

§ 3. — TRAITEMENT DE LA PÉRIODE DE DÉCLIN.

Cette période est caractérisée par la cessation de tous les phénomènes aigus inflammatoires. C'est ordinairement à partir de la troisième semaine — souvent beaucoup plus tard — qu'elle commence par l'atténuation des symptômes. Mais la blennorrhagie n'est réellement mûre que lorsque la douleur en urinant est pour ainsi dire nulle, lorsque les érections douloureuses ont cessé, et lorsque l'écoulement, moins abondant, est devenu blanchâtre et filant.

Alors seulement on pourra commencer l'administration régulière des antiblennorrhagiques qui avaient déjà été tentés dans la période abortive, et supprimés dans la période aiguë. C'est donc au copahu et au cubèbe qu'il faudra de nouveau avoir recours, non plus comme adjuvants, mais comme base du traitement.

Les préparations les plus usitées sont :

L'opiat balsamique dont nous avons donné la formule; la potion de Chopart, composée de :

Baume de copahu.	60	grammes
Sirop de baume de Tolu.	60	—
Eau de menthe poivrée	60	—
Eau de fleurs d'oranger	60	—
Alcool à 33°.	60	—
Éther nitrique	8	—

Cette préparation, quand elle est bien supportée, est une des plus efficaces. Elle se donne à la dose de trois cuillerées chaque jour, le matin, à midi et le soir. Continuée pendant cinq ou six jours, l'écoulement au bout de ce temps est presque toujours complétement tari.

Les capsules sont composées de baume de copahu, liquide ou solidifié par la magnésie, contenu dans une enveloppe de gluten (capsule Raquin), ou de gélatine (capsule Mothe). Leur administration est ainsi plus facile; on peut en prendre de six à douze chaque jour, mais leur effet est un peu moins prompt.

Lorsque les préparations de copahu provoquent des vomissements ou de la diarrhée, il faut leur substituer le poivre cubèbe, habituellement mieux toléré. On l'administre en poudre, contenu dans des capsules ou enveloppé dans du pain azyme : son efficacité est augmentée en l'associant au fer ou à l'alun en poudre.

Préparation.

Poivre cubèbe récemment pulvérisé 30 grammes
Alun en poudre. . . . . 2 —
Diviser en trois doses.

A prendre en trois fois de six en six heures.

Poudre de cubèbe . . . . 30 grammes
Sous-carbonate de fer pulvérisé. . 4 —

Divisez en trois doses.

Pour mémoire, et afin de ne rien omettre, nous indiquons, parmi les préparations vantées comme anti-blennorrhagiques, les térébenthines, les baumes de la Mecque, du Canada, l'essence de santal, le matico.

Si, après l'emploi de ces remèdes pendant dix jours, l'écoulement n'est pas encore tari, il faudra, tout en continuant le traitement interne, avoir recours aux injections astringentes. C'est à la formule de l'injection Ricord qu'il conviendra de donner la préférence. Trois injections chaque jour sont nécessaires pendant une semaine environ : alors toute trace d'écoulement doit avoir disparu. Mais, par prudence, un délai de huit jours est encore indispensable avant de se permettre les rapprochements sexuels.

Telle est la terminaison habituelle des blennorrhagies traitées méthodiquement; mais il arrive trop souvent qu'un traitement mal dirigé ou interrompu, que des écarts de régime ou une constitution détériorée ne permettent pas à la maladie de se résoudre entièrement. Alors, avec une sensibilité anormale du canal, il peut se produire des douleurs en urinant, et un suintement muqueux, opalin ou blanchâtre, qui constitue la *goutte militaire* ou *blennorrhagie chronique*.

TRAITEMENT DE LA BLENNORRHAGIE CHRONIQUE. BLENNORRHÉE, — GOUTTE MILITAIRE.

Dans cette forme de blennorrhagie, le traitement par les préparations balsamiques ne possède d'efficacité qu'autant qu'on l'associe aux astringents et aux ferrugineux, selon la formule suivante :

Sirop de Tolu . . . . 400 grammes
Citrate de fer . . . . de 5 à 10 —

Deux à quatre cuillerées chaque jour.

Térébenthine cuite. . . . . 5 grammes
pour 50 pilules.

Dix chaque jour.

Copahu . . . . 20 grammes
Cubèbe . . . . 40 —
Carbonate de fer. . . . . 3 —

Sirop de coings, quantité suffisante pour faire un opiat.

A prendre en 4 à 6 jours.

Copahu.	40	grammes
Cubèbe	20	—
Ratanhia	5	—
Cachou	2	—

A prendre, gros comme une noisette, trois fois par jour dans du pain azyme.

Les injections sont le moyen par excellence du traitement de la blennorrhée. Ici encore l'injection Ricord est indiquée, mais alternée avec les injections de nitrate d'argent à faible dose, et les injections de tannin et de sous-nitrate de bismuth :

Eau distillée.	100	grammes
Nitrate d'argent.	0,20	

Une injection toutes les 36 heures.

Eau distillée	200	grammes
Sulfate de zinc.	1,50	
Tannin.	1,50	

Trois injections par jour.

Eau distillée	200	grammes
Sous-nitrate de bismuth.	4	

Une injection matin et soir.

Une seringue en verre est nécessaire pour ces injections : le bout devra en être bien lisse, et le piston bien garni de coton. Après avoir uriné, le malade étant debout tiendra la verge élevée, il saisira la seringue vers le haut du piston, entre le pouce et le doigt médius de la main droite, l'indicateur posé dans l'anneau du piston, et il en introduira le bec dans le méat à la profondeur d'un centimètre; puis, tout en maintenant avec le pouce et l'indicateur gauches, les lèvres du méat contre la seringue, il poussera doucement le piston, jusqu'à ce que la distension du canal indique le moment où il convient de s'arrêter. On retire alors la seringue en ayant soin de tenir fermé avec deux doigts le méat urinaire. Au bout de trois à cinq minutes, il laissera échapper le liquide de l'injection, et aura bien soin de n'uriner que plusieurs heures après.

Le traitement par les injections doit être aidé d'un régime sévère, duquel seront proscrits tous les mets ou boissons excitantes, et principalement la bière. Du reste, si l'on veut que l'écoulement se tarisse promptement, il est indispensable de s'abstenir de toute boisson entre les repas.

Les personnes d'un tempérament lymphatique devront faire en même temps usage de préparations toniques (fer et quinquina).

Les bains froids sont quelquefois utiles, mais souvent nuisibles; tandis que la sudation provoquée par la chaleur naturelle des pays du Midi ou par la chaleur artificielle de l'hydrothérapie, aidée des frictions sèches, a toujours une heureuse influence sur l'écoulement. Il suffit en effet quelquefois de quitter un pays froid et humide pendant quelques mois pour une localité plus tempérée, pour voir disparaître une blennorrhée qui a résisté aux traitements même les mieux dirigés.

Lorsque la blennorrhagie chronique sera entretenue par un rétrécissement du canal, il faudra, pour obtenir la guérison de l'écoulement, dilater graduellement l'urèthre en y introduisant chaque jour des bougies (sondes pleines) de calibre de plus en plus volumineux.

PRIX QUE DOIT COUTER LE TRAITEMENT DE LA BLENNORRHAGIE.

La guérison de la blennorrhagie qui, lorsque le traitement est mal dirigé, ne s'obtient qu'au prix de grands sacrifices de temps et d'argent, peut, si le malade suit bien nos préceptes, ne lui coûter qu'une somme insignifiante, ainsi qu'il va en juger par les prix ci-dessous.

Première période.

Injection abortive.

Une seule injection pratiquée dans les trois premiers jours suffira le plus souvent. Prix : . . . . . . 1 franc.

Deuxième période.

Tisane rafraîchissante maturative.

Pour un traitement de 15 à 20 jours. . . . 3 —

Troisième période.

Antiblennorrhagique au copahu, cubèbe et antal. Cent capsules pour un traitement de 8 à 12 jours (Formule du Dr Clément). . . . . . 5 —

Blennorrhagie chronique.

Injection siccative (Ricord modifiée). . . . 3 —

Et dans les cas les plus rebelles, cent pilules astringentes. . . . . 4 —

CHAPITRE II

BALANO-POSTITE

---

§ 1er. — BLENNORRHAGIE CHEZ L'HOMME.

(SUITE.)

Définition. — On donne ce nom à l'inflammation de la muqueuse qui revêt le gland et le prépuce.

Cette maladie a existé de tout temps, elle était connue des anciens qui l'appelaient *chaudepisse bâtarde*, *fausse gonorrhée*, mieux inspirés en cela, dit M Diday, que certains auteurs qui ont désigné cette affection sous le nom de *blennorrhagie balano-préputiale*. En effet, on n'observe pas sur le gland ou sur le prépuce de ces inflammations douloureuses et sécrétantes, venant deux ou trois jours après le coït, comme la blennorrhagie uréthrale, et durant comme elle quelquefois plusieurs mois. On ne voit pas non plus une blennorrhagie uréthrale se développant être précédée d'une inflammation quelconque du gland, et cependant ce serait tout naturel, la partie qui est la première exposée devant être la première atteinte. D'autre part, le copahu n'a aucune influence sur cette soi-disant blennorrhagie, et elle n'engendre jamais, par le coït, de blennorrhagie vaginale.

Causes. — La balano-postite est rarement d'origine vénérienne : elle est engendrée principalement par un abus de coït, par la masturbation, par la malpropreté (poussée parfois à un degré inimaginable), par le contact du fluide leucorrhéique ou du sang des règles ; elle peut être aussi déterminée par l'existence d'un chancre, d'ulcérations et de végétations.

Symptômes. — Les premiers symptômes qui s'observent sont : chaleur, picotement, prurit, rougeur avec turgescence de la muqueuse qui recouvre le gland; puis il s'établit une sécrétion muco-purulente, fétide et repoussante ; quelquefois, chez des sujets au delà de cinquante ans atteints d'eczéma aux bourses ou à l'anus, la muqueuse est sujette à se couper par suite du frottement.

Si le gland ne peut pas être découvert, les symptômes sont : écoulement, douleurs autour du gland, souffrances dans les érections et la miction, gonflement considérable, qui, toutefois, ne dépassent pas la couronne du gland.

Complications, accidents. — Les principales complications de cette affection sont : *l'œdème du prépuce*, des *adhérences* entre le prépuce et le gland, et le *phimosis*.

Nous parlerons des autres dans le chapitre suivant. Ces complications ne sont pas graves, sauf celle du phimosis qui peut amener des abcès et la gangrène.

La durée de cette maladie est généralement de huit à quinze jours, si elle n'est pas consécutive d'une affection vénérienne. Le traitement consiste à interposer entre le gland et le prépuce de la charpie mouillée de

Eau distillée	100	grammes
Nitrate d'argent	1	—

à user d'injections de vin aromatique entre le gland et le prépuce, à se servir de pommade de glycérine et de tannin, et à détruire les végétations.

CHAPITRE III

COMPLICATIONS DE LA BLENNORRHAGIE CHEZ L'HOMME

A. — *Phimosis et paraphimosis.*

Définitions. — Il y a *phimosis* quand il se produit une inflammation du prépuce avec gonflement et allongement de ce repli membraneux, qui l'empêche de glisser librement en arrière pour découvrir le gland.

Le *paraphimosis* est l'opposé du phimosis. Dans cette affection, le prépuce porté en arrière du gland, ne peut plus être ramené sur cet organe. De là étranglement.

Causes. — Le phimosis a généralement pour cause l'étroitesse de l'ouverture préputiale, tandis que le paraphimosis est le plus souvent amené par l'existence d'un phimosis. Les enfants sont très-sujets au paraphimosis, lorsque par curiosité, ou dans la pratique de la masturbation, ils découvrent le gland avec violence. Chez les hommes, il se produit surtout à la suite de rapports sexuels avec des femmes dont les parties génitales sont trop resserrées; il a lieu également quelquefois quand, par mesure de propreté, on découvre le gland avec force pour en expulser la *matière sébacée* accumulée en arrière de la couronne.

Symptômes. — Les symptômes du phimosis sont : inflammation et gonflement considérables, et, la plupart du temps, de l'œdème qui donne à la peau une minceur, un brillant, une coloration blanc-bleuâtre tout à fait caractéristique.

En général cette affection ne dure pas longtemps, elle est peu grave, et se termine rarement par la gangrène (V. Chap. II).

Dans le paraphimosis, le gland est à nu, tuméfié, d'une couleur rouge luisant, violacée, et le prépuce forme en arrière de la couronne du gland un bourrelet circulaire.

Traitement du phimosis. — Maintenir la verge dans une position élevée, pour favoriser la circulation du sang et éviter l'engorgement, faire usage de lotions astringentes, de bains locaux. M. Dilay recommande de ne jamais décalotter, mais d'entretenir cependant la propreté au moyen d'injections avec de l'eau froide, de l'infusion de mauve ou de roses de Provins, faites entre le prépuce et le gland.

Traitement du paraphimosis. — N'employer ni

sangsues, ni cataplasmes, ni adoucissants d'aucune sorte, mais opérer la *réduction* du gland ; et, si elle ne peut avoir lieu, pratiquer l'*opération*, c'est-à-dire le débridement de la partie étranglée.

B. — *Abcès péri-uréthraux.*

Cette affection est assez rare : elle est produite par l'extension de l'inflammation aux tissus qui entourent l'urèthre, principalement de chaque côté du frein. Nous disons à dessein *de chaque côté*, car s'il s'en forme un du côté gauche, par exemple, presque constamment on en voit apparaître un autre du côté droit, quelques jours après.

Symptômes. — Les symptômes consistent dans un gonflement et un empâtement au niveau des abcès.

Traitement. — On doit les inciser de bonne heure, afin d'éviter qu'ils ne s'ouvrent dans l'urèthre et ne déterminent des *fistules urinaires* assez difficiles à guérir. Ainsi donc, quand un malade verra survenir un pareil accident, il devra se hâter d'aller trouver un médecin spécial.

C. — [illegible]

On donne le nom d'*adénite* ou de *bubon blennorrhagique* à l'inflammation des *ganglions* de l'aine. Ces ganglions sont de petites *glandules* au nombre de dix ou douze, situées sous la peau, à la région du pli de l'aine, et ayant le volume d'un grain de chènevis à un pois. Mais quand un de ces organes est atteint d'inflammation, le volume peut arriver à être celui d'un œuf de pigeon, de poule ou de dinde.

Causes. — Les causes de cette affection résident dans l'inflammation qui a envahi la verge, les testicules ou la vessie ; cette inflammation se propage par l'intermédiaire des vaisseaux lymphatiques, jusqu'aux glandes du pli de l'aine dont elles sont l'aboutissant et, pour ainsi dire, le réservoir.

L'adénite peut se montrer d'un seul ou de deux côtés à la fois ou successivement. Qu'une irritation du gland ou du canal existe à droite ou à gauche, l'adénite se montrera au pli de l'aine correspondant. Cependant, comme les vaisseaux lymphatiques sont entrecroisés, une irritation du côté droit peut donner naissance à une adénite du côté gauche, et réciproquement.

Symptômes et durée. — En portant la main au pli de l'aine, on sent une tuméfaction douloureuse qui dure huit ou dix jours, qui diminue, cesse et recommence tour à tour, suivant le cours de l'inflammation des organes (gland, urèthre, testicules, vessie), suivant aussi que le malade se fatigue ou garde le repos.

Traitement. — Cette espèce d'adénite, qu'il ne faut pas confondre avec le *bubon syphilitique*, n'offre aucune gravité ; elle ne suppure jamais et l'on peut même dire qu'elle disparaît à mesure que décroît l'inflammation uréthrale. Cependant, on peut hâter la résolution de cette affection par le repos, les bains, les cataplasmes de graine de farine de lin arrosés d'eau végéto-minérale et par la pommade suivante :

Axonge	30 grammes
Iodure de plomb	5 —

D. — *Prostatite et Cowpérite*

1° Prostatite.

Prostate. — La prostate est une glande située à la partie inférieure du col vésical qu'elle embrasse. Elle est abondamment pourvue de filets nerveux, et sécrète un liquide blanchâtre, semblable au sperme, mais moins visqueux. Elle est traversée par le canal de l'urèthre, par les conduits éjaculateurs et par ses propres conduits excréteurs. Quant à son volume, il est très-variable : il acquiert, dans certains cas, des dimensions énormes, surtout chez les vieillards.

Prostatite. — On désigne ainsi l'inflammation de la glande prostate. Elle se manifeste le plus souvent pendant une blennorrhagie à l'état aigu, quoiqu'on la voie par[fois] coïncider avec un écoulement chronique. Elle se montre également chez quelques malades à chaque blennorrhagie qu'ils contractent.

Causes. — Les causes principales de cette affection sont la fatigue, l'excès de marche, l'équitation, la constipation, l'abus des plaisirs vénériens, la masturbation, les injections caustiques, ou poussées trop profondément dans le canal.

Il arrive cependant que le malade se méprend quelquefois en attribuant à un excès de marche la douleur, la sensation de poids qu'il éprouve au périnée ; la prostatite a pu éclater spontanément, et c'est parce que la marche était déjà douloureuse que le malade juge qu'il a marché avec excès.

Symptômes. — Le malade ressent d'abord au périnée une pesanteur, puis une tuméfaction profonde, sensible à la pression ; viennent ensuite le ténesme anal et vésical, la difficulté de la miction, les envies fréquentes d'uriner, les douleurs à la défécation. Quelques médecins, pour compléter le diagnostic, conseillent le toucher rectal ; mais M. Diday n'est pas partisan de cette opération, car, outre la souffrance qu'elle provoque, elle peut déterminer une orchite.

Quand la prostatite augmente, la fièvre apparaît et devient intense ; le malade est forcé non-seulement de rester couché, mais le gonflement de la glande peut déterminer l'occlusion du canal de l'urèthre et une rétention complète d'urine.

Traitement. — Aussitôt que l'existence ou même l'imminence d'une prostatite est constatée, il faut suspendre immédiatement le traitement antiblennorrhagique et garder un repos absolu.

Des cataplasmes avec décoction de feuilles de belladone, des frictions avec une pommade belladonée, et quelques quarts de lavements émollients suffisent souvent à faire avorter l'inflammation.

Si l'inflammation est arrivée à un haut degré, on devra appliquer huit sangsues au périnée, exactement sur le point le plus sensible à la pression, puis faire prendre au malade un bain de siége et des lavements avec six gouttes de laudanum. Sous l'influence de ce traitement, la prostatite diminue généralement pour s'éteindre au bout de dix ou douze jours. Si l'inflammation reparaît, elle peut être conjurée par un vésicatoire volant mis sur la tumeur.

Quelquefois, au contraire, les phénomènes inflammatoires paraissent diminuer, tandis que le volume de l'engorgement reste le même et que la défécation et la miction sont toujours difficiles. Des pulsations ont lieu dans la tumeur : du pus est en voie de formation. Dès lors il n'y a pas à hésiter; aussitôt qu'on sent de la fluctuation au périnée, il faut faire une incision avec le bistouri. On prévient ainsi le plus souvent l'ouverture de l'abcès dans l'urèthre ou dans le rectum. Cependant cette terminaison, quoique moins favorable que l'issue du pus à l'extérieur, n'entraîne pas ordinairement de conséquences fâcheuses. Il n'en est pas de même, si on laisse passer la prostatite à l'état chronique ; dans ce cas, elle peut devenir le point de départ de maladies graves.

2° Cowpérite.

Les glandes de Cowper, ainsi appelées du nom de l'auteur qui les a le mieux décrites, sont situées au-dessous de la portion membraneuse de l'urèthre; elles ont le volume d'un petit pois.

Quand ces glandes participent à l'inflammation de la prostate, ce qui a lieu assez souvent, il faut employer les mêmes médications que pour la prostatite, et dans le même ordre.

E. — *Cystite.*

On désigne sous ce nom l'inflammation du col de la vessie.

Cette complication de la blennorrhagie est très-fréquente; elle atteint au moins un blennorrhagien sur quatre.

Causes. — La cystite peut être causée par des injections poussées jusque dans la vessie, par des excès de coït, des érections prolongées, la fatigue, le froid, le cathétérisme répété. Cependant la cystite apparaît quelquefois en l'absence de toute influence précitée, au milieu d'une vie régulière, d'un régime sévère, au moment où le malade ne fait usage d'autres remèdes que des boissons délayantes. On dirait une des phases naturelles de la blennorrhagie, plutôt qu'un phénomène imprévu.

Symptômes. — Du quinzième au vingt-cinquième jour le blennorrhagien sent de fréquentes et pressantes envies d'uriner, avec besoin instinctif de pousser avec force, et à plusieurs reprises, les dernières gouttes d'urine. En même temps, légère cuisson au méat. Quant au maximum de la maladie, il est atteint en trois ou quatre jours.

Toutefois l'intensité ou la durée de la maladie offre de nombreuses différences. Chez l'un, c'est un malaise supportable qui s'éteint presque spontanément au bout de douze ou quinze jours ; chez d'autres, les envies d'uriner sont de plus en plus fréquentes et plus douloureuses, et accompagnées d'un peu de sang qui sort en même temps que les dernières gouttes d'urine.

La situation chez certains malades devient déplorable et même menaçante ; et pourtant, malgré l'insomnie et la violence des souffrances, la fièvre est nulle ou légère. L'urine a parfois sa couleur et sa limpidité normales ; parfois aussi elle est albumineuse. Quant à l'écoulement uréthral, il est diminué ou tari.

Traitement. — La cystite a plusieurs spécifiques à son service, tous éprouvés par des succès, mais tous aussi éprouvés par des insuccès : ce qui réussit à l'un, souvent ne réussit pas à l'autre.

La science a quatre médicaments, dont chacun parfois enlève en quelques jours à la cystite son acuité ; ce sont : les *narcotiques*, les *révulsifs*, les *balsamiques* et la *glace*. Les sangsues, les cataplasmes et lavements émollients, les bains, sont des moyens insuffisants employés seuls, mais actifs auxiliaires de toute médication dans tous les cas.

Narcotiques et révulsifs. — 1re *Ordonnance*

Boire, trois ou quatre fois par jour, un grand verre de tisane de graine de lin émulsionnée, ou d'orgeat.

Nota. — Cette tisane peut être remplacée, à volonté, par l'infusion de mauve et de feuilles d'oranger, de queues de cerises, par la décoction de pariétaire, ou même par de l'eau d'Evian ou de Contrexeville.

Appliquer, au bas des reins, un emplâtre stibié de douze centimètres, le laisser jusqu'à ce qu'il ait fait naître des boutons.

Ne pas essayer de pousser fortement les dernières gouttes d'urine.

Délayer, dans trois des verres de tisane qu'on prend par jour, la poudre de l'un des paquets suivants :

Poudre de sucre . . . . 15 grammes
— de feuilles de jusquiame. 2 —

Quand la douleur résiste et presse, on usera de la

2e *Ordonnance.*

Pendant une matinée et à jeun, boire, toutes les demi-heures, une cuillerée à bouche de :

Infusion de 3 grammes de feuilles de jusquiame dans 100 grammes d'eau bouillante.

La glace dans le rectum est aussi un agent très-efficace, surtout lorsque la cystite est accompagnée d'engorgement prostatique, de pertes séminales, de ténesme anal. Une disposition hémorroïdaire habituelle doit la faire proscrire.

M. Diday regarde comme banal d'ordonner contre la cystite les balsamiques, tels que l'eau de goudron, le baume de Tolu, l'infusion de bourgeons de sapins, etc. Il vante le bol de térébenthine de Venise, avalé soir et matin, enveloppé dans de l'hostie, ainsi que l'usage de la potion Chopart, à la dose de deux à quatre cuillerées par jour.

Si la cystite devient chronique, on fera usage de la préparation suivante :

Térébenthine de Venise . . .	15 grammes.
Camphre.	1 —
Extrait de jusquiame.	15 centigr.

Avaler trois fois par jour, gros comme une noisette, dans de l'hostie.

F. — *Épididymite et orchite.*

(Chaudepisse tombée dans les bourses.)

Epididyme et épididymite. — On appelle *épididyme* un organe de forme oblongue, renflé à ses extrémités, et situé sur le bord supérieur du testicule, dont il est, pour ainsi dire, l'appendice.

L'inflammation de l'épididyme reçoit le nom d'*épididymite*, et celle du testicule, celui d'*orchite*.

Causes. — L'épididyme est toujours l'organe qui est

affecté le premier : le testicule, surtout le testicule gauche, se prend après. Cette maladie se montre vers la fin de la blennorrhagie, et est occasionnée par la progression de l'inflammation qui, se propageant par continuité de tissu, arrive de proche en proche à s'étendre aux canaux éjaculateurs, et de là aux éléments du testicule. Les causes principales de cette progression de l'inflammation sont : le cathétérisme, un suspensoir mal fait, la fatigue, la marche, et surtout les efforts qu'on est obligé de faire pour soulever un lourd fardeau.

Symptômes. — Les symptômes particuliers sont : pesanteur dans les bourses, gonflement, douleur dans l'aine, et cessation de l'écoulement uréthral. Toutes les membranes du scrotum participent à l'inflammation, et le cordon spermatique est atteint.

Les symptômes généraux consistent en malaises, courbature, fièvre et vomissements.

Traitement. — Dès le début, on peut essayer du collodion, de la teinture d'iode, de la pommade belladonée, et prendre soin de tenir les bourses relevées sur le bas-ventre. Mais si ces remèdes échouent, il ne faut pas hésiter à garder le lit, à se faire appliquer six sangsues bien exactement sur le cordon, au-dessus du testicule, et à s'envelopper les bourses, toutes les trois heures, de cataplasmes de farine de lin arrosés d'eau végéto-minérale. Ces cataplasmes devront être recouverts de coton ou de linges pour en conserver la chaleur. En même temps, on prendra de légers purgatifs tous les jours ou tous les deux jours.

Quelquefois, vers le quatrième ou cinquième jour, l'inflammation de l'épididyme reparaît avec violence; d'autres fois, l'autre épididyme est envahi, et souvent l'inflammation va de l'une à l'autre, d'où l'expression de Ricord : *épididymite à bascule.*

La convalescence est longue, et l'épididyme reste plusieurs mois volumineux. C'est à cette période, que les sédatifs et les révulsifs sont utiles. On a raison de l'engorgement, quand il persiste dans le cordon, en y appliquant un vésicatoire volant de six centimètres sur deux.

On devra se garder de faire des mouchetures sur le scrotum, et ne pas chercher non plus à ramener l'écoulement.

Engorgement chronique de l'épididyme. — A ce moment, l'épididyme se présente sous la forme d'un noyau dur et a un volume double de celui de son état normal. Cet état est ordinairement indolent, ne gêne point la marche, et n'entrave en rien les rapports sexuels, mais il est le point de départ de névralgies testiculaires et d'infécondité, car le canal déférent s'oblitère, et le sperme ne peut plus passer dans les vésicules séminales.

Traitement. — On enferme de la glace dans deux vessies que l'on applique, l'une en dessous et l'autre en avant, et on la laisse de vingt-quatre à soixante-douze heures sans interruption, en ayant soin de la renouveler à mesure qu'elle fond.

On devra faire aussi un usage prolongé de pommades résolutives à l'iodure de plomb, à l'onguent napolitain, à l'iodure de potassium, et on prendra à l'intérieur des pilules fondantes, suivant la formule suivante :

Calomel.	1 gramme
Extrait de ciguë. . . .	2 —

Faire 30 pilules. Deux chaque jour.

G. — *Arthrite ou rhumatisme blennorrhagique.*

Cette affection, comme l'orchite, apparaît surtout au déclin de la blennorrhagie. Elle atteint principalement l'articulation du genou, quoiqu'elle se montre aussi dans d'autres articulations, et même dans tous les tissus de structure fibreuse et synoviale.

Causes. — Dans le rhumatisme blennorrhagique, le tempérament joue un grand rôle comme prédisposition. Tout individu qui, dans le cours d'une blennorrhagie, aura été atteint d'arthrite, verra cette affection réapparaître à chaque blennorrhagie qu'il contractera.

Cette affection se rencontre surtout chez l'homme.

Symptômes. — Les symptômes sont les suivants :

Douleur dans l'articulation atteinte ;

Gonflement dû à un épanchement dans la synoviale ;

Inflammation affectant principalement la membrane séreuse ;

Peu de réaction fébrile.

La terminaison de cette maladie est souvent heureuse : cependant « à moins d'une grande rapidité d'évolution et d'une résolution complète des produits inflammatoires exsudés à la surface des membranes, l'articulation reste toujours plus ou moins compromise, depuis la simple roideur qui cède à un traitement local, jusqu'à l'ankylose complète ». (Émile Diday, Thèse inaugurale.)

Traitement. — Il doit être plus énergique que l'apparence des symptômes ne l'indique. Au début, il est toujours utile d'appliquer huit à dix sangsues ; plus tard viennent les révulsifs, les vésicatoires, la pommade iodurée et la teinture d'iode. Il est indispensable aussi d'immobiliser la jointure malade dans une gouttière.

Si l'arthrite est à l'état chronique, le traitement se composera de bains de vapeurs, de douches d'eau minérale et de la compression.

Iritis blennorrhagique. — Ce nom a été donné à tort à l'inflammation des membranes profondes de l'œil, inflammation qui accompagne souvent l'arthrite et la blennorrhagie.

Pour combattre cette affection, on devra employer les sangsues, les purgatifs salins, les vésicatoires à la nuque, et mettre matin et soir dans l'œil malade une goutte du collyre suivant :

Ean distillée. . . . . 20 grammes.
Sulfate d'atropine. . . . . 0,02 centigr.

CHAPITRE IV

BLENNORRHAGIE CHEZ LA FEMME

Considérations générales. — Les écoulements d'un liquide plus ou moins purulent par les parties génitales de la femme sont excessivement fréquents, et il est actuellement prouvé qu'ils peuvent naître spontanément, c'est-à-dire sans cause appréciable soit pour la malade, soit pour le médecin.

Cependant les inflammations des muqueuses génitales de la femme reconnaissent assez fréquemment pour cause des excitations directes de ces organes, et le dépôt sur leur surface d'une matière contagieuse. — Nous indiquerons ces causes, lorsque nous décrirons les différentes espèces de blennorrhagie.

En effet, quatre régions distinctes, quoique contiguës,

peuvent être le siége de cette inflammation : la *vulve*, le *vagin*, l'*urèthre* et l'*utérus*.

§ 1er — BLENNORRHAGIE VULVAIRE.

Cette affection, appelée également *vulvite blennorrhagique* ou *blennorrhagie externe*, est une blennorrhagie bâtarde, comme la balanite chez l'homme. La nature blennorrhagique de cette inflammation n'est même pas encore démontrée.

Causes. — Les principales causes auxquelles est due cette inflammation, sont : la malpropreté, la seconde dentition, les vers intestinaux, l'onanisme, l'abus des rapports sexuels, la fatigue, la grossesse, la disproportion des organes.

Symptômes. — Il y a d'abord du gonflement, de la rougeur, de la sécheresse : la muqueuse est luisante; il se produit un chatouillement, puis une cuisson violente; enfin il y a douleur à la pression, en s'asseyant, en marchant, et par le contact de l'urine.

Survient ensuite un écoulement d'un liquide jaunâtre, purulent, âcre, qui rend la muqueuse rougeâtre et produit des excoriations. A ce degré, les ganglions de l'aine s'engorgent, et le tissu qui double la muqueuse de la vulve est enflammé, ainsi que les glandes de Bartholin, qui sont à la femme ce que sont à l'homme les glandes de Cowper.

Traitement. — Le traitement abortif est rarement applicable, vu que les malades se soignent trop tard. Pendant la période aiguë, il faut se borner aux émollients : bains, lotions de guimauve et de pavot, cérat opiacé, cold-cream, glycérolé d'amidon : en même temps, on devra garder le repos, et faire usage de boissons rafraîchissantes et de laxatifs.

Pendant la période de déclin on emploiera des lotions astringentes avec sulfate de zinc (10 grammes pour 100), ou avec de l'eau blanche, et on isolera les parties avec de la charpie imbibée d'une solution faible de nitrate d'argent ou de sublimé :

Sublimé.	50 centigr.
Eau.	200 grammes
Alcool.	8

Complications. — A la suite de l'inflammation des glandes de Bartholin, il se produit souvent des abcès de ces glandes qui restent fistuleuses, et quelquefois des abcès des grandes et des petites lèvres. Ces derniers devront être ouverts de bonne heure, et il est même, la plupart du temps, utile, sinon indispensable, d'en cautériser le fond avec le nitrate d'argent, faute de quoi ils persistent plusieurs mois. À la suite de cette maladie, la sensibilité de la vulve est quelquefois tellement exagérée qu'elle empêche les rapprochements sexuels. Le traitement de cet état morbide consistera dans la dilatation par des mèches enduites de pommade belladonée.

§ 2. — BLENNORRHAGIE VAGINALE.

(VAGINITE. — CATARRHE VAGINAL. — LEUCORRHÉE VÉNÉRIENNE.)

De tous les organes, le vagin est le mieux disposé pour l'infection : aussi n'y a-t-il guère, chez la femme, de blennorrhagie produite par le coït sans que le vagin y participe.

Au début, la maladie est difficilement appréciable : elle date déjà de quelque temps quand la femme s'en aperçoit.

Symptômes. — Comme symptômes particuliers on constate : pesanteur vaginale, chaleur inaccoutumée, picotements, désirs et rêves lascifs. Puis la douleur s'exaspère, la sécrétion devient abondante, glaireuse, puis purulente, et empèse fortement le linge. La muqueuse du vagin est rouge par places ou dans toute son étendue : l'épithélium se détruit, et enfin surviennent des granulations, grosses comme un grain de millet, ayant pour cause le développement des follicules. Ce dernier accident est plus fréquent dans la grossesse.

Ordinairement il n'y a pas de symptômes généraux ; quelquefois pourtant un peu de fièvre, et un léger engorgement des ganglions inguinaux.

Durée. — La durée de la vaginite est excessivement variable : sa marche est aiguë ou chronique, souvent indolente, et elle se complique fréquemment de vulvite ou de métrite, de constipation, de végétations.

Traitement. — Pour les mêmes causes que pour la vulvite le traitement abortif est rarement applicable. D'ailleurs, même au début, il est difficile de cautériser toute l'étendue de la muqueuse vaginale. C'est au crayon de nitrate d'argent fondu qu'il faut avoir recours, et l'employer avec l'aide du spéculum. On devra répéter la cautérisation tous les deux ou trois jours si l'écoulement reparaît, et en injection on emploiera la formule suivante :

Eau	500 grammes
Nitrate d'argent	4 —

Nota. — Se servir d'une seringue en verre, et prendre l'injection après s'être couchée.

Pendant la période aiguë, il faut du repos, des boissons émollientes et rafraichissantes, des bains de son ou d'amidon, des cataplasmes vaginaux, — rarement des sangsues.

Quand la muqueuse vaginale sera devenue insensible, il sera nécessaire, pour empêcher la maladie de passer à l'état chronique, d'isoler les parties avec des mèches enduites de glycérolé tannique et de .

Pommade de concombre.	40 grammes
Alun	4 —
Tannin.	3 —

ou bien de :

Poudre d'amidon	40	grammes
Tannin	20	—
Sulfate d'alumine	6	—

Période de chronicité. — Employer, pour l'usage externe :

Injections au nitrate d'argent, injections astringentes avec décoction de feuilles de noyer, d'écorce de chêne, additionnées de 10 grammes d'alun par litre, ou de sulfate de zinc, ou d'extrait de Saturne, ou bien infusions de roses de Provins, ou de tannin (4 grammes par litre d'eau).

Injections avec eau de goudron, et infusion de thé vert concentré.

Pour l'usage interne :

Sirop de Tolu	509	grammes
Citrate de fer	5	—

Le copahu et le cubèbe sont complétement inutiles.

§ 3. — BLENNORRHAGIE URÉTHRALE.

(URÉTHRITE.)

L'uréthrite constitue l'écoulement le plus rare : elle est toujours le fait d'une contagion.

Symptômes. — Cette affection apparaît du troisième au huitième jour, après un contact suspect. Au début, il y a douleur dans le canal et prurit; l'urine est chaude, puis brûlante; bientôt surviennent des besoins fréquents d'uriner, le ténesme vésical et la douleur au toucher.

La marche de cette maladie est aiguë ou chronique: habituellement elle est d'une durée moindre que chez l'homme.

Complications. — L'uréthrite de la femme se complique souvent de cystite à cause de la brièveté du canal. Rarement il y a accompagnement d'engorgement des ganglions de l'aine, d'abcès ou d'arthrite; les végétations, au contraire, sont très-communes.

Traitement — Si on s'aperçoit de la maladie dès le le début, on peut essayer le traitement abortif avec l'injection de nitrate d'argent, on devra en même temps garder le repos et s'abstenir de boissons.

Pendant la période aiguë le traitement consiste en boissons délayantes, application de sangsues, injections vaginales, bains et lavements émollients.

Dans la période de déclin on fera usage d'injections caustiques, de copahu et de cubèbe.

Formule d'injection astringente :

Eau distillée	100 grammes
Sulfate de zinc	1 —

Parmi les écoulements génitaux, ceux de l'utérus sont les plus fréquents, mais ils sont loin d'être tous vénériens. On peut même dire que la métrite blennorrhagique n'est, dans la plupart des cas, qu'une complication de la vaginite.

Causes. — Elles sont les mêmes que pour les autres espèces de blennorrhagie.

Symptômes. — On voit d'abord apparaître fluxion, turgescence de l'organe, pesanteur sur la vessie et le fondement, envies fréquentes d'uriner. Le col de l'utérus est rouge, d'aspect granuleux; les granulations sont rouges également, quelquefois ulcérées, et le col entr'ouvert laisse échapper un liquide muqueux, filant, adhérent, glaireux, d'un blanc transparent ou laiteux, puis purulent.

Cette maladie est toute locale, elle est généralement peu grave et peu douloureuse, mais extrêmement tenace. Rien n'est difficile à guérir comme le catarrhe utérin.

Traitement. — Le traitement abortif n'est jamais applicable.

Dans la période aiguë il faut faire une application de sangsues sur la région hypogastrique, ou mieux sur la région sacro-lombaire. Quelquefois il est utile de faire une saignée au bras. On devra en même temps garder le lit, prendre des boissons douces, des bains et des injections émollientes.

Dans la période chronique, on emploiera les moyens généraux de la vaginite.

Quant aux moyens locaux, ils consistent à modifier les tissus avec le nitrate d'argent, à prendre des injections caustiques, pratiquer des tamponnements, et toucher les granulations avec le nitrate acide de mercure, ou l'acide nitrique, le caustique de Vienne solidifié, le fer rouge.

Les injections utérines seront faites avec la solution faible de nitrate d'argent, ou iodées.

Nota. — Les injections ont souvent provoqué des accidents nerveux graves, tels que des attaques d'hystérie, le ballonnemeut du ventre, la syncope; aussi le Dr Ricord y a-t-il renoncé dans sa pratique, pour se borner à la cautérisation du col de l'utérus avec le nitrate d'argent ou le fer rouge.

Quand l'inflammation de la muqueuse utérine gagne le corps de l'organe, il faut insister sur les antiphlogistiques, employer les sangsues et l'onction mercurielle belladonée qui suit :

Onguent mercuriel double. . . .	30	grammes
Extrait de belladone.	4	—

Ovarite. — L'ovarite complique quelquefois la blennorrhagie utérine, en produisant le ballonnement du ventre, des vomissements, la fièvre, et même l'hydropisie.

Le traitement sera alors le suivant :

Onction mercurielle, révulsifs, vésicatoires, calomel à l'intérieur, purgatifs.

Dans la période de chronicité, nous recommandons :

Les bains de mer, les eaux sulfureuses, l'hydrothérapie et les douches.

CHAPITRE V

BLENNORRHAGIES EXTRA-GÉNITALES

Quelques auteurs ont décrit une blennorrhagie de la muqueuse de l'anus (blennorrhagie anale), une blennorrhagie de la muqueuse de la bouche (blennorrhagie buccale), et même des muqueuses de l'oreille et du nez (blennorrhagie auriculaire, blennorrhagie nasale).

De toutes ces espèces de blennorrhagie, la blennorrhagie de la muqueuse qui tapisse la conjonctive est la seule admissible.

BLENNORRHAGIE CONJONCTIVALE

Cette affection est très-grave, et compromet l'œil si l'on n'agit pas promptement et énergiquement.

Causes. — La cause déterminante de la blennorrhagie conjonctivale est le contact du pus blennorrhagique sur la muqueuse de l'œil, porté soit avec le doigt, soit avec du linge, soit projeté en secouant la verge, ou sur le nouveau-né en traversant le vagin, etc., etc.

Symptômes. — A la rougeur, la cuisson, la chaleur qu'on observe dans toute ophthalmie, succède bientôt une douleur violente. Les paupières se gonflent, la supérieure retombe au-devant de l'inférieure; lorsqu'on les écarte, il s'échappe des flots de pus, séreux d'abord, puis jaune-vert, enfin la muqueuse oculaire forme bourrelet (chémosis) autour de la cornée qui devient opaque, se mortifie et s'ulcère : de là, fonte de l'œil.

Traitement. — Il faut faire immédiatement cautériser la membrane oculaire avec le crayon de nitrate d'argent, puis, chaque heure, faire des injections entre les paupières avec une solution au centième de sulfate de zinc, au moyen d'une petite seringue en verre. En même temps on baignera l'œil constamment avec de l'eau végéto-minérale.

Les moyens généraux consistent en saignées, sangsues et purgatifs.

DEUXIÈME PARTIE

CHANCRE SIMPLE, BUBON, VÉGÉTATIONS, HERPÈS

CHAPITRE PREMIER

CHANCRE SIMPLE

(CHANCRE MOU OU CHANCROIDE.)

Considérations générales. — Deux opinions partagent encore la médecine.

Les uns professent l'opinion ancienne d'un seul virus (uniciste) de même nature pour le chancre mou et pour le chancre induré : ces deux chancres seraient seulement modifiés d'après le *terrain* sur lequel ils sont déposés.

C'est l'opinion de l'école ancienne.

Les autres admettent deux virus donnant naissance, l'un au chancre mou, l'autre au chancre induré. Ce dernier seul sera syphilitique, c'est-à-dire susceptible de produire la vérole constitutionnelle.

C'est l'opinion la plus récente et la plus généralement répandue : nous nous y rangeons.

Différence des deux virus. — Le premier produit un chancre mou qui s'éteint sur place, ou ne va jamais plus loin que les ganglions lymphatiques les plus proches. Il peut atteindre le même sujet un nombre illimité de fois.

Le second produit un chancre induré, toujours suivi d'accidents généraux constitutionnels attaquant tous les systèmes : peau, muqueuses, muscles, os, etc. Il n'atteint jamais qu'une seule fois le même sujet.

Chancre mou. — C'est un ulcère arrondi, à bords taillés à pic et décollés, et à fond grisâtre; il est entouré d'une auréole et recouvert d'un détritus de même couleur. Sa dimension varie depuis celle d'une pièce de vingt centimes jusqu'à celle d'une pièce d'un franc : rarement il est unique, ordinairement ils se présentent au nombre de deux, trois, quatre et davantage, ayant tous une grande tendance à s'étendre. Ce chancre est mou à sa base; quelquefois il est empâté, mais non induré.

Il ne se développe jamais spontanément; il est toujours le résultat d'une contagion. Souvent il s'inocule autour de lui.

Il apparaît deux ou trois jours après le contact impur, et débute toujours par un petit bouton pustuleux qui bientôt s'ulcère, s'étend en surface et en profondeur pendant vingt à vingt-cinq jours, puis tend à la cicatrisation.

Au début, il peut être confondu :

1° Avec une écorchure, avec cette différence que l'écorchure se montre immédiatement après le coït, et se guérit en quelques jours, tandis que le chancre, comme nous l'avons dit, ne paraît et guérit que plus tard ;

2° Avec l'herpès. Les bords que présente cette ulcération sont plus profonds, non taillés à pic et festonnés. De plus, l'herpès ne se creuse pas, son fond est rouge et lisse, et la cicatrisation a lieu en huit jours ;

3° Avec le *chancre infectant* : il s'en différencie par son début qui n'a lieu que quinze à vingt-cinq jours après le coït impur, et surtout par l'induration de la base.

La forme arrondie du chancre mou peut être modifiée par son siége.

Chez l'homme

Le chancre peut siéger :

1° Sur la rainure du gland : — c'est le type ;

2° Sur le filet ou frein : — alors il est allongé et ressemble, au début, à une écorchure ;

3° Sur le limbe du prépuce et à l'anus.

Il se montre rarement à la face.

Chez la femme

Le chancre peut siéger sur les parties internes des glandes et des petites lèvres, au clitoris, à la fourchette, au périnée.

Le pus du chancre mou peut s'inoculer un grand nombre de fois et successivement chez le même sujet ; mais, en général, la dimension, la gravité, la durée de ces nouveaux chancres va toujours en décroissant, jusqu'à ce que l'inoculation ne donne plus de résultat. Cette connaissance a donné naissance à la pratique de la syphilisation, doctrine fausse, car elle ne met pas à l'abri d'une contagion ultérieure, ni de l'inoculation d'un chancre induré.

Une fois sur trois, le chancre mou se complique d'un engorgement spécial d'un des ganglions voisins, engorgement auquel on a donné le nom de *bubon*.

Souvent aussi le chancre mou se complique de gangrène ou de phagédénisme.

Disons, à ce propos, quelques mots de ces deux affections.

Gangrène. — Sous l'influence d'une forte inflammation, et principalement sous l'influence des excès alcooliques, apparaissent de petits points brunâtres qui ne tardent pas à se réunir : c'est la gangrène. Bientôt il s'établit un cercle rouge en dedans duquel sont les tissus qui doivent se séparer. Ces tissus deviennent de couleur grise ou noire, sont mous, insensibles, et répandent une odeur fétide; puis ils se détachent partiellement ou tout d'un coup, et laissent à découvert une ulcération qui se cicatrise assez rapidement.

Quelquefois la gangrène fait de profonds ravages en fort peu de temps : on ne peut que se borner, dans ce cas, à soutenir les forces du malade, et préserver les parties saines. Nous recommandons la solution de perchlorure de fer pour les hémorrhagies qui pourraient se produire par suite de la chute de l'escharre (*voir plus loin le Traitement*).

Phagédénisme. — Cette complication, assez fréquente dans les chancres mous, se présente très-rarement dans les chancres infectants. Elle affecte deux formes : l'une, *serpigineuse*, qui s'étend en surface, l'autre, térébrante, qui, comme l'indique son nom, s'étend en profondeur.

La première de ces formes est la plus commune.

Le chancre compliqué de phagédénisme présente une ulcération envahissante : ses bords sont irréguliers, décollés par places, épais, engorgés, durs et ordinairement douloureux, puis il se produit de la suppuration, qui est tantôt abondante, tantôt épaisse et sanieuse.

La marche du phagédénisme est généralement lente dans la forme *serpigineuse* à laquelle appartiennent les symptômes que nous venons de décrire, tandis qu'elle est plus rapide dans la forme térébrante : dans ce cas, la couche celluleuse sous-cutanée peut être attaquée.

Cette complication, quoique grave, entraîne rarement des conséquences funestes : elle cède à un régime tonique et à des cautérisations énergiques.

Traitement du chancre mou. — Il n'y a qu'un seul traitement efficace : la destruction du chancre par les caustiques ou par le fer rouge.

A cet effet, on a employé souvent l'un des quatre caustiques suivants :

1° Le *nitrate d'argent fondu* ou *pierre infernale;*

2° Le *nitrate acide liquide de mercure;*

3° Le *caustique carbo-sulfurique*, formé d'acide sulfurique uni à de la poudre de charbon végétal ou à de la poudre de safran, de façon à former une pâte demi-solide ;

4° Le *caustique de Vienne* (mélange de chaux vive et de potasse à l'alcool).

Mais le caustique à employer de préférence à tous les autres, c'est la *pâte de Canquoin*, formée de trois parties de farine et d'une partie de chlorure de zinc.

Quand le chancre occupe des parties où l'on ne peut porter le caustique, il faut employer les injections ou lotions — trois fois par jour — de solution de nitrate d'argent[1], de tartrate ferrico-potassique ou d'iodoforme.

Traitement de la forme gangréneuse. — Deux causes bien différentes agissent dans le développement de la gangrène : les causes *sthéniques* et les causes *asthéniques*.

Dans les premières nous rangerons : le tempérament sanguin, pléthorique, le climat chaud, l'alcoolisme, la vie plantureuse, les excès de table et de coït, les maladies inflammatoires, le déplacement de fluxions herpétiques ou hémorroïdales, l'enfièvrement des passions.

Dans les secondes nous comprendrons : la vieillesse,

[1] Eau distillée. . . . . 30 grammes
Nitrate d'argent . . . . 1 —

le froid, la misère, l'insomnie, l'anémie, le scorbut, la scrofule, la chlorose, l'abus du mercure, et, en général, les préoccupations morales d'une nature triste.

Ces deux causes, comme on le voit, exigent par conséquent deux traitements différents.

Causes sthéniques. — Boissons émollientes et tempérantes, bains, repos, cataplasmes, purgatifs, débridement.

Causes asthéniques. — Toniques : quinquina et ferrugineux. Lotions de tartrate ferrico-potassique. Acide phénique dilué.

Traitement de la forme phagédénique. — Au fond, le phagédénisme, comme nous l'avons déjà vu plus haut, n'est qu'une forme de la gangrène; dans les deux cas, il y a destruction organique des tissus; mais tantôt les tissus sont minés, emportés molécules par molécules : c'est le *phagédénisme* proprement dit; tantôt ils tombent par segments, par lambeaux d'une étendue appréciable : c'est alors la *gangrène*.

Il y a contre le phagédénisme beaucoup de remèdes dont nous allons citer les principaux :

Panser l'ulcère avec :

Solution au 10e de tartrate de fer et de potasse
Onguent de Vigo,
Poudre de camphre,
Solution d'extrait d'opium,
Poudre de charbon et de quinquina,
Tannin,

Perchlorure de fer,
Teinture d'iode.

Mentionnons enfin le *fer rouge*.

Souvent il sera bon d'administrer en même temps à l'intérieur le fer, le quinquina, l'iodure de fer et l'iodure de potassium.

Il ne me reste plus qu'à parler, en dernier lieu, d'un topique fréquemment efficace pour le pansement de l'ulcère :

Eau......................	20	grammes.
Jus de citron	6	—
Laudanum de Sydenham.......	3	—
Sous-acétate de plomb liquide...	4	—

CHAPITRE II

BUBON

Nous avons déjà eu occasion, à propos de la blennorrhagie, de parler de l'*adénite* ou *bubon*, qui n'est autre chose que l'engorgement des ganglions lymphatiques.

Nous avons dit aussi que, dans ce cas, — c'est-à-dire quand l'engorgement ganglionnaire ne résultait que de l'inflammation, sans qu'il s'y joignît l'adjonction d'un principe venimeux ou virulent, — cet engorgement restait simple dans sa marche et dans sa terminaison, et qu'il se résolvait souvent sans avoir rien produit qu'une fièvre modérée. C'est là le *bubon sympathique* qui peut aussi se produire à la suite d'un chancre simple ; c'est même un cas très-fréquent. Mais s'il y a absorption du liquide virulent jointe à l'action irritante causée au système lymphatique par la présence de l'ulcère, il se produit un *bubon virulent*, qui est favorisé principalement par une constitution lymphatique, scrofuleuse ou affaiblie par les excès. Ce bubon suppure presque toujours, tandis que le contraire a lieu pour le bubon sympathique.

Les premiers symptômes des bubons sont les mêmes, qu'ils soient sympathiques ou chancreux. Le ganglion le plus voisin du siége du chancre commence à s'enflammer, forme une petite tumeur gênante et douloureuse à mesure que l'inflammation augmente.

Jusque-là, comme on ne sait à quelle sorte de bubon on a affaire, on doit employer la médication résolutive : repos, cataplasmes de farine de lin, pommade belladonée, emplâtre de Vigo, et quelquefois, mais rarement, des sangsues.

Mais si le tissu cellulaire environnant le ganglion s'empâte, si la tumeur se ramollit et devient fluctuante, la résolution ne peut plus être espérée, et il faut ouvrir l'abcès le plus tôt possible, en cautériser les bords et le fond pour empêcher la matière contagieuse de pénétrer dans les voies lymphatiques et de les infecter, et enfin injecter plusieurs fois par jour le foyer avec une solution au 30e de nitrate d'argent.

Comme traitement général, les purgatifs, aidés de la médication tonique et principalement le quinquina, seront toujours indiqués.

Le *chancre induré*, comme nous le verrons bientôt, produit aussi l'engorgement ganglionnaire : mais, tandis que le chancre mou cause un engorgement inflammatoire qui siége sur un seul ganglion, le chancre induré produit un engorgement de toute la pléiade ganglionnaire correspondante, engorgement induré lui-même, indolent, suppurant rarement, et ne cédant qu'au traitement anti-syphilitique.

CHAPITRE III

VÉGÉTATIONS

(FRAISES, CHOUX-FLEURS, ETC.)

Les végétations, que leur aspect tout spécial a fait nommer *poireaux*, *choux-fleurs*, *crêtes de coq*, etc., sont de petites tumeurs dont la surface est sillonnée de lobules qui semblent la diviser.

On les a crues longtemps syphilitiques, car, quoique se rencontrant sur toutes les parties du corps, elles affectent de se montrer aux parties génitales.

Chez l'homme, elles apparaissent le plus souvent à la surface du gland, principalement à la rainure.

Chez la femme, elles attaquent de préférence les grandes et les petites lèvres.

Les végétations se développent par suite de la malpropreté, et, en général, de toute cause irritante sur les parties génitales, ce qui a lieu fréquemment par le contact prolongé d'une suppuration syphilitique ou non.

Elles se montrent très-souvent aussi chez les femmes enceintes qui ont des flueurs blanches, et, dans ce cas, elles acquièrent des dimensions telles que la parturition peut en être gênée.

Ces végétations, qui parfois atteignent un développement énorme, sécrètent un liquide dont l'odeur est tout à fait repoussante. Si les végétations résultaient de la cicatrice d'un chancre infectant, ou se produisaient sur des plaques muqueuses, cette sécrétion pourrait être contagieuse.

Le cas le plus grave est celui où elles se développent entre le prépuce et le gland chez un malade porteur d'un phimosis. Il peut se produire alors un paraphimosis, ou, les végétations devenant suppurantes, des hémorrhagies et une inflammation extrême qui peut tromper le chirurgien et l'amener quelquefois à pratiquer l'amputation de la verge.

Traitement. — Le seul traitement indiqué pour les végétations, c'est de les détruire :

1° Par excision ;

2° Par cautérisation.

Quelquefois on réussit sans opération par la préparati suivante :

Poudre de sabine........	6	grammes.
— d'alun...........	6	—

qu'en emploie en frictions trois fois par jour.

Comme caustique, l'acide chromique a donné de très-bons résultats ; mais si les végétations sont nombreuses, il ne faut l'employer que sur une très-petite étendue, sinon il pourrait se produire de graves complications.

En résumé, les végétations abandonnées à elles-mêmes offrent un pronostic peu sérieux, si elles ne sont pas accompagnées de syphilis : les unes, il est vrai, augmentent de volume, mais les autres se flétrissent et disparaissent.

CHAPITRE IV

HERPÈS PRÉPUTIAL

Pour être complet, nous dirons quelques mots de cette affection qui inquiète souvent les malades, et qui cependant n'est pas grave, et jamais de nature vénérienne.

On donne le nom d'*herpès* à de petites vésicules transparentes, de la dimension d'un grain de millet, siégeant par groupe de cinq ou six, sur le prépuce et quelquefois sur le gland.

Cette affection prend naissance chez certains sujets à la fin d'une blennorrhagie, plus fréquemment à la suite d'un chancre mou. Près du siége de la lésion primitive apparaît d'abord une rougeur, puis de petites saillies devenant bientôt vésicules qui se rompent, ou d'elles-mêmes, ou pour avoir été grattées par le malade, et qui, après avoir épanché un liquide, se cicatrisent ordinairement d'une façon toute spontanée en cinq ou six jours, sans laisser aucune trace. Cependant la cicatrisation peut se faire attendre jusqu'à dix ou douze jours.

Cette maladie qui, à cause de son siége, a été désignée

sous le nom d'*herpès préputial*, n'offre, comme nous l'avons dit, aucune gravité; elle n'est qu'inquiétante pour le malade, car, au début, on peut confondre l'herpès avec le chancre mou (Voy. 2e partie, ch. Ier); mais bientôt des caractères dissemblables s'accentuent : l'ulcération herpétique, au contraire de l'ulcération syphilitique, est peu profonde et occupe une très-petite surface.

La fluxion herpétique apparaît sans fièvre, et presque toujours au siége qu'elle a primitivement choisi. Excès de table, excès de coït, surtout avec une femme malpropre ou avec une femme nouvelle, voyage fatigant, telles sont les principales causes qui favorisent l'herpès.

Il paraît n'affecter les hommes qu'après la période de puberté; il existe aussi chez la femme, aux grandes lèvres.

Traitement. — Le traitement de cette affection consiste surtout en soins de propreté. Nous recommanderons les lotions avec solution de sulfate de zinc, poudre d'amidon; quelques bains d'amidon feront également bon effet, et l'on devra aussi toucher les herpès avec le sulfate de cuivre.

Pour éviter la récidive, on agira sagement en prenant quelques purgatifs pendant plusieurs mois. Quand la récidive se montre de deux en deux mois, et cela pendant des années, l'herpès est dû, non plus aux causes décrites ci-dessus, mais à un vice dartreux chez le sujet malade. Dans ce cas, les eaux minérales sont souveraines, et notamment celles d'Uriage.

TROISIÈME PARTIE

SYPHILIS

CHAPITRE PREMIER

HISTORIQUE. — ACCIDENT PRIMITIF (CHANCRE INDURÉ OU INFECTANT)

Considérations générales. — Les discussions les plus savantes sur l'origine de la syphilis ont laissé la question encore pleine d'obscurité. Les uns continuent à prétendre que cette affection a existé de toute antiquité, les autres, qu'elle n'a effectué son apparition que vers la fin du quinzième siècle.

Les premiers appuient leur opinion sur Celse, Oribase, Paul d'Egine, etc., qui ont décrit des affections ulcéreuses des organes génitaux; ils citent quelques passages obscurs d'Hippocrate, et des allusions d'Horace et de Martial, confirmées par Pline et Dion Chrysostome.

Parmi les seconds, quelques-uns affirment que cette maladie fut importée d'Amérique par les compagnons de Christophe Colomb; d'autres la font coïncider avec l'invasion de l'Italie par les soldats de Charles VIII.

Quoi qu'il en soit, cette maladie fut désignée pour la première fois sous le nom de syphilis, en 1530, par Fracastor, médecin de Vérone. Dès lors, cette affection est étudiée sérieusement; Fernel, en 1545, donne une bonne définition de la syphilis; en 1552, Thierry de Hery fait de l'induration la caractéristique de l'ulcère vénérien; en 1564, Fallope adopte les mêmes vues, et fait une excellente description de la maladie; en 1728, Boerhaave reprend les idées de Fernel, et enfin, en 1786, Hunter enseigne la doctrine de l'*inoculation*, et traite la question de la *contagion des accidents secondaires.*

De nos jours, la science a entrepris de savoir si la syphilis comporte un ou deux virus.

Les *unicistes*, partisans de la première opinion, ont été représentés en premier lieu par Ricord, qui aujourd'hui penche vers l'opinion opposée.

Les *dualistes*, qui ont à leur tête M. Diday, et qui sont aujourd'hui en majorité, admettent deux virus : l'un, produisant le *chancre mou*, sans infection consécutive; l'autre, produisant le *chancre induré*, toujours suivi d'une infection générale.

Le virus syphilitique s'introduit de trois manières :

1° *Par contact*;

2° *Par l'ovule*, selon que la mère qui l'a fourni, ou que le père qui l'a fécondé, ou encore que l'un ou l'autre soient syphilitiques;

3° *Par le sang*, quand un fœtus syphilitique donne la vérole à la mère dans le sein maternel.

Le premier mode d'introduction du virus répond à la syphilis *acquise*, les deux autres, à la syphilis *héréditaire*.

Lésion initiale. — La vérole débute toujours par un chancre, même quand elle est le produit d'accidents secondaires, et le chancre apparaît toujours là où l'inoculation a eu lieu. Tantôt la lésion se présente sous forme d'une papule brune qui va en pâlissant, et dont la bénignité est telle qu'elle passe quelquefois inaperçue des malades. Tantôt, c'est une ulcération d'un centimètre, à fond couleur de jambon, et dont les bords ne sont jamais taillés à pic. Mais le signe caractéristique de ce chancre, c'est *l'induration;* on dirait que la plaie repose sur un demi-pois sec.

Ce chancre apparaît du quinzième au vingtième jour, et ne se guérit qu'au bout de six semaines à deux mois. Ordinairement il détermine un engorgement multiple, dur, indolent, des ganglions correspondants, et donne naissance au *bubon spécifique* qui ne suppure pas, mais qui persiste longtemps après la disparition du chancre.

Généralement le chancre infectant est seul, et il ne s'inocule pas aux parties voisines comme le chancre mou. Pourtant il faut remarquer que le chancre infectant, à l'inverse du chancre mou, peut très-bien se reproduire après avoir été cicatrisé. La cicatrice se rouvre sans cause appréciable, et il se forme une fois, deux fois même, une nouvelle ulcération, semblable à la première, et sécrétant du pus contagieux.

Deux individus sains, ayant des rapports avec une même femme atteinte d'un chancre infectant ou de plaques muqueuses ulcérées, il peut arriver que l'un d'eux ne contracte qu'un chancre simple, tandis que l'autre prendra un chancre infectant; ainsi que le prouve l'exemple suivant :

« Deux jeunes gens de 17 à 18 ans, bien déterminés à éliminer l'inconnu qui tourmente cet âge, s'adressèrent à une jeune personne dès longtemps préparée à ce genre de problèmes. Mais, dans le combat, les deux vainqueurs furent blessés.

« Douze ou quinze jours après l'action, j'étais appelé à constater *de visu* les dégâts survenus dans les rangs des parties belligérantes.

« Le premier blessé qui se présenta dans mon cabinet portait sur le prépuce un chancre induré unique, accompagné de la pléiade indolente consacrée. Informé par ce malade des circonstances qui avaient donné lieu aux accidents pour lesquels j'étais consulté, je pris la résolution d'en faire une analyse approfondie et d'attendre les événements.

« Un point surtout avait considérablement excité ma curiosité.

« Le deuxième blessé, au dire de son compagnon d'infortune, portait sur le prépuce deux petites plaies en suppuration et douloureuses. L'une des aines commençait à se tuméfier et à gêner les mouvements du membre pelvien correspondant. Je demandai à le voir, et je constatai quatre chancres en pleine activité, avec une mono-adénite inflammatoire.

« Je prescrivis des pansements avec le vin aromatique au premier malade, et quelques jours plus tard tout avait disparu ; au second, des lotions émollientes, et des cataplasmes dans la région inguinale. Les chancres s'amendèrent peu à peu, le bubon fut ouvert, et la guérison des accidents locaux ne tarda pas à être obtenue.

« Il me restait à visiter l'arme empoisonnée qui avait causé tout ce ravage.

« La détentrice fit d'abord quelque résistance et finit par s'exécuter. Je reconnus alors un magnifique chancre induré de la fourchette, avec une double adénite indolente multiple, et, malgré mes investigations minutieuses et réitérées, il me fut impossible de rien reconnaître de plus dans aucun des points de l'organe soumis à mon examen le plus attentif.

« *Un chancre induré* sur l'un de mes deux malades, et *quatre chancres mous* sur l'autre, tels avaient été les résultats de la journée.

« *Ces accidents émanaient d'une même source*, le chancre induré de la fourchette.... Les uns et les autres étaient apostillés par les signes adénopathiques distinctifs.

« Plus tard, les événements attendus se manifestèrent : chez la jeune fille, objet de ce débat, une roséole chez le premier blessé, des ganglions céphaliques, puis des plaques muqueuses à la gorge. Quant au deuxième blessé, après six mois et demi, rien de semblable ne s'est encore montré. »

Ce fait, qui semble en désaccord avec la théorie des deux virus, peut s'expliquer facilement si l'on admet la réalité du chancre mixte, c'est-à-dire la coïncidence sur un même point du chancre mou et du chancre induré.

Il est même susceptible d'une seconde interprétation et s'expliquerait par l'immunité de certains sujets pour l'infection syphilitique, immunité provenant sans doute d'une cause héréditaire.

Le chancre infectant siége sur différents organes, et l'on comprend par là qu'il affecte des formes différentes. Voici, par ordre de fréquence, sur quels organes il siége :

Chez l'homme, chancres génitaux. — Muqueuse et limbe du prépuce, frein, gland, méat urinaire, peau de la verge, scrotum.

Chancres extra-génitaux. — Lèvres, langue, gencives, pubis, cuisses ,hypogastre, anus, fesses,joue, paupière, pouce.

Chez la femme, chancres génitaux. — Grandes lèvres, petites lèvres, fourchette, col utérin, méat urinaire, pli de l'aine, vestibule, périnée.

Chancres extra-génitaux. — Bouche, lèvres, langue, base de la luette, nez, cuisses, front, cou, anus, fesses.

Traitement. — Il paraît inutile de donner du mercure avant l'apparition du chancre, ainsi que d'en pratiquer la cautérisation abortive. En effet, le chancre infectant ne peut produire ni bubon douloureux, ni inoculation dans le voisinage. Quant aux suites, la médecine ne peut les prévenir ; mais à mesure que le chancre guérit si l'induration persiste, on doit en provoquer la fonte, et alors le traitement mercuriel est indispensable.

Comme conclusion, le traitement mercuriel fait pendant la durée du chancre, ne retardant pas l'apparition des accidents secondaires et ne les atténuant pas, on ne devra l'employer que dans le cas d'une induration très-accentuée, présage de vérole grave.

CHAPITRE II

ACCIDENTS SECONDAIRES, SYPHILIDES

Six semaines environ après le début du chancre, des plaques apparaissent fatalement, inévitablement, sur la peau et les muqueuses, avec une intensité variable, mais à marche lente et chronique. Elles ne se dissipent qu'après un temps qui varie de quinze jours à deux ou trois mois, et que, d'ailleurs, le traitement peut abréger. — Ce sont les *syphilides* qui ont, comme point commun, la teinte cuivrée, l'absence de douleur, de prurit, et dont les cicatrices présentent une certaine dépression.

§ 1er. — ROSÉOLE.

Cette syphilide est constituée par des taches rosées, quelquefois rouge-sombre, à teinte cuivrée. Elles se montrent d'abord au bas-ventre et au flanc, puis à la poitrine, aux mains et aux pieds. Elles ne produisent pas de démangeaison et affectent la forme cerclée.

Cette syphilide se complique ordinairement de taches brunâtres, bistrées ou blanchâtres sur un fond brun, qui apparaissent autour du cou; elles forment ce qu'on appelle la *couronne de Vénus*.

§ 2. — ÉRUPTION CROUTEUSE DU CUIR CHEVELU.

Ce sont de petites vésicules se recouvrant de croûtes occasionnées par le malade qui les ouvre en se grattant et, en moyenne, de la grosseur d'une graine de chanvre. A cette période, cette éruption s'accompagne constamment d'adénopathie et est caractérisée par un engorgement dur et indolent des ganglions cervicaux postérieurs.

§ 3. — PLAQUES MUQUEUSES.

Symptôme le plus commun de la syphilis secondaire, la plaque muqueuse en est la caractéristique la plus tranchée.

Cette affection se présente sous la forme de petites saillies à peu près lenticulaires répandues en nombre variable sur le scrotum, au périnée, à la marge de l'anus, sur les fesses, à la partie interne et supérieure des cuisses, sur les membranes buccale et pharyngienne. Le plus souvent confluentes, elles forment bientôt sur ces parties de légères plaques d'un rouge obscur et cuivreux, et dont la surface onctueuse, humide, exhale une odeur fétide toute particulière. Chez les sujets qui négligent les soins de propreté ou qui se livrent à des excès de table, on voit souvent les plaques se fendiller, se crevasser et exhaler un liquide séro-sanguinolent, d'une odeur encore plus pénétrante ; elles sont alors le siége d'une cuisson ou d'un prurit plus ou moins intense.

Les plaques qui surviennent sur la muqueuse buccale et pharyngienne, spécialement aux commissures des lèvres, sont d'un blanc-grisâtre, saignantes et se recouvrent facilement d'une couche diphthéritique. Celles que l'on voit au pourtour de l'anus prennent la forme de petites ulcérations linéaires, sorte de fissures qui se cachent dans les plis rayonnants de la marge de l'anus et qu'on désigne sous le nom de *rhagades*.

La marche et la durée de cette éruption n'ont rien de régulier. On la voit souvent, en effet, rester stationnaire et persister indéfiniment, tandis que quelquefois elle disparaît spontanément après un temps assez court.

Syphilides des membranes muqueuses. — On observe sur les membranes muqueuses de la bouche, de la gorge, du nez, des organes génitaux et du rectum, toutes les formes de syphilides que nous venons de passer en revue. Cependant c'est sous l'apparence de plaques muqueuses que cette maladie se montre le plus habituellement. La marche en est la même que sur la membrane cutanée, avec cette circonstance particulière que sur les muqueuses les plaques ont une très-grande tendance à s'ulcérer.

CHAPITRE III

ACCIDENTS TERTIAIRES

§ 1er. — ONYXIS.

On appelle *Onyxis* l'affection de l'ongle et de sa matrice. Cette maladie se présente sous deux formes : la forme sèche et la forme humide.

Dans le premier cas, qui est le plus commun, l'ongle commence par se piqueter en divers points, revêt une teinte grisâtre, devient friable et cassant, s'épaissit et finit par s'exfolier. La lésion commence ordinairement par les bords de l'ongle; quelquefois, cependant, le décollement se fait par les extrémités qui tiennent à sa matrice.

Dans le second cas, il y a gonflement douloureux de cette matrice et ulcération des tissus, d'où suppuration sanieuse. La douleur est alors très-violente, et l'ongle, après s'être atrophié, divisé, arrive à tomber.

§ 2. — IRITIS.

Dans l'iritis syphilitique, il se produit de petites papules brunes à la surface de l'iris ; la vue s'altère ; le globe oculaire devient douloureux ainsi que le front, et la lumière est insupportable. Il n'est pas toujours facile de distinguer l'iritis syphilitique de l'iritis commune.

§ 3. — SARCOCÈLE SYPHILITIQUE.

Dans cette maladie, le tissu fibreux s'épaissit, et un dépôt plastique se forme dans le testicule. Dès que cette substance, de couleur jaunâtre, vient à s'épancher, les tubes séminifères s'y trouvent noyés en quelque sorte, et ils finissent par s'atrophier. Les deux testicules ne sont jamais envahis à la fois : celui qui est malade devient dur et augmente de volume. Quant à la sécrétion du sperme, elle diminue, et, par conséquent, la puissance virile en même temps.

§ 4. — LÉSIONS DU SYSTÈME MUSCULAIRE.

A la suite des douleurs vagues éprouvées à chaque éruption de syphilides, on voit se produire, surtout aux muscles des membres supérieurs, des *contractures* ou raccourcissements musculaires. Ces contractures sont graduelles et affectent spécialement les *fléchisseurs* dans les membres.

Les tumeurs sont produites par des *gommes* qui établissent leur siége dans le tissu cellulaire (Voy. plus bas, § 6).

Il est à remarquer que les tendons se prennent aussi, quoique plus rarement que les muscles.

§ 5. — LÉSIONS DU SYSTÈME OSSEUX.

(CARIES, EXOSTOSES.)

Ces lésions comprennent :

1° Les *douleurs ostéocopes*, douleurs profondes qui siégent dans les os, surtout dans les os superficiels; elles sont fixes et augmentent la nuit.

2° La *périostose*, constituée par le gonflement qui survient le long d'un os superficiel.

3° L'*ostéite*, ou inflammation du parenchyme osseux. Cette affection a une marche très-lente.

4° La *carie* et la *nécrose* qui n'offrent aucun caractère spécial; elles s'attaquent surtout aux os du crâne et de la face.

5° Les *exostoses* ou tumeurs dures formées par du tissu osseux, tumeurs précédées de douleurs ostéocopes, et qui peuvent produire des symptômes de compression nerveuse.

§ 6. — LÉSIONS VISCÉRALES ET GOMME.

Nous réunissons ces deux mots différents de sens, car, à part les lésions viscérales résultant de la compression exercée par une tumeur osseuse, puis l'hépatite et la néphrite interstitielles, les autres maladies du foie, du poumon, de la rate, du cœur et des reins, sont causées par le développement de *gommes* dans leur parenchyme.

Qu'est-ce donc que la gomme ?

La gomme est à la syphilis tertiaire ce que la plaque muqueuse est à la syphilis secondaire : elle en est la caractéristique. « Elle se présente, dit M. Diday, sous la forme d'une petite tumeur du volume de l'amande d'un noyau de cerise, globuleuse, dure, d'abord indolente et tout à fait mobile, mais devenant bientôt adhérente à la peau. Successivement on voit le tégument brunir, se déprimer, s'amincir, enfin se perforer. Pendant que ce travail s'accomplit dans la peau, la tumeur a grossi, s'est enflammée.... C'est ce même processus qui, parcourant son évolution dans les parenchymes, y opère ces désordres épouvantables dont les vomissements, la diarrhée, la dyspepsie, l'albuminurie, l'expectoration purulente, la paralysie, le coma, l'hydropisie, sont la conséquence, selon le viscère où les gommes ont élu domicile (foie, rein, poumon, cerveau, cœur), désordres qui, à moins d'un traitement actif, peuvent entraîner la mort. » (Diday et Doyon, *Thérapeutique des maladies vénériennes et des maladies cutanées.* —Masson, Paris, 1876).

CHAPITRE IV

TRAITEMENT DE LA SYPHILIS

Considérations générales. — La syphilis est une viciation du sang; mais, comme dans tous les empoisonnements accidentels, la nature travaille incessamment, et, en général, avec succès, à l'expulsion du principe délétère. Ce n'est certes pas l'œuvre d'un jour : que le malade le sache bien ! Il faudra plusieurs mois pour arriver à ce résultat. Des poussées successives auront lieu pendant le cours régulier de la maladie, mais, la plupart du temps, ces accidents ne dérangent en rien les actes ordinaires de la vie, et n'empêchent pas de continuer les relations habituelles, attendu que les manifestations de la vérole atteignent rarement les parties découvertes. Du reste, en ce cas, ces manifestations peuvent être immédiatement réprimées.

Les cas de syphilis grave rebelle au traitement sont

extrêmement rares, et tiennent ou à un état constitutionnel particulier, ou à des traitements mal dirigés. On a grossi beaucoup le fantôme des suites de la vérole au sujet de la progéniture. En somme, la syphilis héréditaire n'est à craindre que chez ceux qui, impatients du traitement ou indociles à toute considération, s'y exposent volontairement.

Deux médicaments forment la base du traitement général de la syphilis : le mercure et l'iodure de potassium. Le premier agit avec succès contre les accidents primitifs et secondaires, le second contre les accidents tertiaires.

Notons que le mercure, prudemment manié, n'a pas les inconvénients qu'on lui a reprochés ; à la dose convenable, il est complètement inoffensif.

A. — *Avant le chancre.*

On n'est presque jamais à même d'employer un traitement à cette période qui comprend quinze ou vingt jours en moyenne, quelquefois trente et quarante. Il serait, en effet, difficile au médecin d'instituer un traitement général, du moment que rien n'indique si la contagion s'est effectuée. Même chose pour un traitement local : comment en ordonner un, en supposant même la contagion réalisée, quand on ignore le point par où elle se serait opérée ?

Il faut donc attendre que le chancre apparaisse.

B. — *Pendant le chancre.*

La cautérisation est impuissante pour empêcher le développement ultérieur de la syphilis. En effet, le *chancre induré est déjà de la vérole constitutionnelle* : c'est ce qu'a montré M. Clerc en 1855. « Lorsqu'un malade porte un chancre infectant depuis peu de jours, si on l'inocule à la lancette avec le pus de ce chancre, dans la très-grande majorité des cas l'inoculation est négative.

Le chancre, peu douloureux, peu incommode, du moins généralement, guérit toujours au bout de quatre ou cinq semaines, et même spontanément. Cependant on peut hâter cette guérison en se servant, comme pansements, de vin aromatique, de liqueur de Van Swieten, de pommade au calomel au 10e, ou d'iodoforme. Si le chancre est situé à la langue, aux lèvres, aux paupières, en un mot, à un endroit gênant ou compromettant, on pourra précipiter la terminaison du mal par quelques attouchements avec la pierre infernale, renouvelés de trois en trois jours.

Mais si le chancre est peu incommode par lui-même il en est autrement de l'induration qui l'accompagne : elle peut constituer des difformités et être cause de graves accidents. Si donc elle est persistante, on aura recours à la médication interne par les pilules de Ricord :

Proto-iodure d'hydrargyre	1	gramme.
Thridace	1	—
Extrait thébaïque.	15	centigr.

Pour 20 pilules.

En prendre une matin et soir pendant un mois ou six semaines, en ayant soin d'interrompre s'il se produit des accidents du côté des gencives.

Quant à l'anémie qui accompagne toujours la vérole, elle doit être traitée par les préparations de fer :

Eau distillée.	250	grammes.
Iodure de potassium	5	—
Citrate de fer.	1	—

A prendre une cuillerée matin et soir dans un demi-verre d'eau.

C. — *Traitement des accidents secondaires.*

Aussitôt qu'apparaissent les accidents secondaires, il faut d'abord combattre l'état de chloro-anémie qu'engendre la maladie. A cet effet, on fera usage des préparations de fer et de quinquina.

Contre les lassitudes, la tristesse, la pâleur, l'inquiétude, l'amaigrissement, les douleurs de tête, des membres, du cœur, on emploiera l'iodure de fer, qui a une vertu souveraine.

Dans ce cas-là, on se trouve bien aussi, en général, du sulfate de quinine à la dose de trente centigrammes chaque jour, dans du pain azyme.

Nous recommandons en même temps de boire aux repas une eau minérale de table (Saint-Galmier, Orezza, Condillac) additionnée d'un gramme de citrate de fer par bouteille. Avant les repas, il sera bon de prendre deux pilules de Vallet.

S'il se déclare une alopécie, on fera bien de ne pas négliger la pommade suivante :

Huile de ricin.	30	grammes.
Moelle de bœuf.	60	—
Graisse de bœuf.	60	—
Acide gallique	4	—
Essence de roses	qq.	gouttes.

La première idée qu'on a en voyant un jeune homme chauve, c'est qu'il est atteint de syphilis. Mais laissons parler M. Diday, et que les jeunes gens ne négligent pas, dans l'occasion, le conseil qu'il leur donne.

« Un jeune homme qui, tout à coup, en pleine santé apparente, se montre chauve et parfois glabre de partout, est par cela seul convaincu de syphilis. Autour de lui, on le remarque : et s'il veut un jour se marier, il s'apercevra qu'on en a gardé bonne note. Dès qu'il voit les cheveux et surtout les sourcils s'éclaircir, il fera donc bien de s'expatrier pour un temps, et, s'il revient avant que le dommage soit réparé, de dire qu'il sort d'avoir une fièvre muqueuse grave. »

Dès que paraîtra la première poussée de syphilides (roséole), on pourra la combattre immédiatement, si elle est faible, par une solution iodo-ferrée; si elle est forte, par les pilules de Ricord, l'huile de foie de morue, le vin de quinquina, les pilules de Vallet, l'hydrothérapie, les douches et les bains froids. On évitera soigneusement tout excès de fatigues, de veilles, de boissons, et on s'abstiendra de rapports sexuels.

Ainsi que nous l'avons déjà mentionné, on ne doit intervenir par les spécifiques contre les poussées ultérieures que dans les cas graves.

TRAITEMENT SPÉCIFIQUE INTERNE.

Ce traitement se composera des pilules au proto-iodure de Ricord, dont nous avons déjà donné la formule, ou des pilules suivantes, dites de Dupuytren :

Sublimé.	25	centigr.
Extrait aqueux d'opium.	40	—
Extrait de gaïac.	75	—

Pour 25 pilules.

A prendre trois chaque jour, et boire après chacune une tasse de décoction de salsepareille.

Le sublimé se donne aussi dissous dans l'eau et l'alcool : c'est la liqueur de Van Swieten; mais ce médicament répugne ordinairement aux malades à cause du goût métallique qu'il laisse dans la bouche.

En voici la composition :

Eau distillée.	250	grammes.
Alcool.	2,50	—
Sublimé.	0,25	—

A prendre une cuillerée, matin et soir, dans une tasse de lait.

Les sirops masquent mieux le goût de sublimé : aussi prescrit-on souvent le sirop de Larrey et celui de Cuisinier, contenant 5,10 ou 15 centigrammes de sublimé pour 500 grammes de sirop.

TRAITEMENT SPÉCIFIQUE EXTERNE.

Le traitement spécifique externe comprend les trois sortes de médications suivantes :

1° Les fumigations;

2° Les frictions mercurielles;

3° Les injections hypodermiques.

1° Les fumigations se font dans un appareil clos qui ne laisse passer que la tête. On emploie dix grammes de cinabre pour chaque fumigation qu'on répète tous les deux ou trois jours.

2° Les frictions sont prescrites ainsi par le docteur Diday :

« Tous les soirs, en se couchant, faire doucement en dedans de la cuisse (un jour la gauche, le lendemain la droite) dans la direction des poils, une friction de cinq minutes de durée, avec gros comme une noisette de :

Onguent napolitain. . . . . 40 grammes.

« Après chaque friction, envelopper, avec un mouchoir plié en cravate, la partie du membre qui vient d'être frottée.

« Chaque soir, avant de frotter une partie qui l'a été la veille, il faut la nettoyer à l'eau et au savon.

« Continuer les frictions trente ou quarante jours.

Les suspendre, ou ne les faire que de deux jours l'un s'il en résulte de l'irritation des gencives. Les cesser aussi si elles provoquent localement de l'érythème ; mais, dans ces cas, les continuer à la surface interne des bras et des avant-bras, jusqu'à ce que la guérison de l'éruption des cuisses permette de les y recommencer. »

3° Les *injections hypodermiques* de sublimé se font ordinairement aux épaules et au dos deux fois par jour. C'est une opération assez délicate qui ne doit être tentée que par un homme de l'art. On a obtenu de bons résultats de cette médication qui ménage les organes digestifs, et qui agit même comme reconstituant. C'est une ressource extrême qu'il faut tenir en réserve pour les malades à qui l'on ne peut faire avaler les médicaments.

TRAITEMENT NON SPÉCIFIQUE.

A. — *Traitement général.* — Ce traitement est un adjuvant et un complément pour ainsi dire indispensable du traitement spécifique : il convient surtout lorsqu'on croit devoir se passer de mercure. N'oublions pas que la chloro-anémie suit de près l'intoxication, que le virus débilite l'organisme en même temps qu'il l'infecte. C'est donc toujours contre cette débilité générale qu'il faudra agir, et, à cet effet, on emploiera les toniques et les amers : le fer, le quinquina, la gentiane, le quassia, la petite centaurée, l'huile de foie de morue.

Se méfier d'un local froid et humide, choisir une habitation saine ; ne rien changer à sa manière ordinaire de vivre, si l'on a une bonne hygiène : en un mot, ne rien faire d'exceptionnel, tels sont les principes généraux qui doivent guider le malade. Nous compléterons ces indications en recommandant de ne pas abuser du coït, et surtout de ne pas passer ses nuits à jouer, car, remarquons-le, c'est le lymphatisme qui, le plus souvent, est cause de la persistance de la maladie.

B. — *Traitement local.* — Il n'est jamais nuisible, comme on se le figurait autrefois ; il est toujours utile, et quelquefois nécessaire.

En effet, les lésions locales sont incommodes, compromettantes, douloureuses et même contagieuses : elles peuvent laisser des difformités et jeter des désordres graves dans les fonctions de la nutrition et de la reproduction. Il importe donc de les faire disparaître autant que possible.

1. Lésions du crâne.

Contre les croûtes du cuir chevelu qu'il faudra prendre garde de ne pas arracher avec le peigne ou avec les ongles, on fera usage, deux fois par jour, du médicament suivant :

Pommade au précipité blanc....	4	grammes.
Axonge	30	—

2. Face.

Les taches du visage seront effacées rapidement par la pommade ci-dessous

Axonge........................	30 grammes.
Turbith minéral..............	4 —

Faire la friction deux ou trois fois par jour, pendant cinq minutes chaque fois, de façon à obtenir une irisation de la peau.

Si l'on n'arrivait pas à ce résultat après quelques frictions, on ajouterait 1 gramme de turbith jusqu'à ce que cet effet se produise. Alors on cessera les frictions, et on attendra cinq jours.

Si, après ce temps, la lésion n'avait pas encore disparu complétement, on la bassinerait plusieurs fois par jour avec la liqueur de Gowland, et on y garderait toute la nuit un morceau de sparadrap de Vigo qu'on y aurait appliqué en se couchant.

Les petites végétations, et l'ecthyma, doivent être légèrement cautérisées avec le nitrate acide de mercure, ou avec la solution de chlorure de zinc.

3. Œil.

On emploiera avec succès contre les affections oculaires le collyre au nitrate d'argent et au sulfate neutre d'atropine, et on fera en même temps des frictions autour de l'orbite avec la pommade hydrargyrique belladonée.

4. Fosses nasales.

La première précaution à prendre, c'est de faire baigner, chaque matin, dans de l'eau tiède, les parties exulcérées, et cela pendant un quart d'heure environ. Après quoi on détachera délicatement les croûtes détrempées, sans les faire saigner, et on introduira dans la narine par insufflation :

Poudre de lycopode	10 grammes.
Précipité blanc.............	1 —

Nous recommandons aussi, concurremment avec ce traitement, les injections d'eau froide, à grand courant, au moyen d'un irrigateur, pour prévenir ou dissiper la mauvaise odeur qu'engendre cette maladie.

5. Bouche.

Cette cavité mérite la plus grande attention, car c'est là qu'on remarque les lésions les plus sujettes à récidiver pendant toute la durée de la maladie, et, parmi ces lésions, ce sont les plaques muqueuses qui sont les plus fréquentes. Pour les faire disparaître, il suffit de les cautériser avec le nitrate d'argent fondu ou le nitrate acide de mercure. En même temps, on usera fréquemment du gargarisme suivant :

Solution de chlorate de potasse.	4 grammes.
Eau	200 —

6. Gorge.

La gorge est, pour ainsi dire, le rendez-vous général des plaques muqueuses. On agira comme ci-dessus, on cautérisera, et on donnera au malade le même gargarisme ; puis on insufflera de la poudre de calomel ou précipité blanc.

Que les plaques muqueuses aient leur siége à la bouche proprement dite ou à la gorge, après deux cautérisations, trois au plus, elles auront disparu *si le malade ne fume pas.* Toute cause irritante devra être interdite, mais principalement le tabac, et rigoureusement, car les plaques muqueuses affectent de préférence les syphilitiques qui sont forts fumeurs.

Les ulcères profonds du pharynx disparaissent aussi à la suite de la même médication.

7. Tronc et membres.

Quand les lésions syphilitiques sont très-étendues, on les guérit aisément avec deux fumigations de cinabre par semaine. L'emplâtre de Vigo est également efficace ; Ricord a habillé d'une sorte de *pantalon de Vigo* un conscrit couvert de syphilides maculeuses, qui était sur le point de passer devant le conseil de révision.

8. Mains et pieds.

Les mains et les pieds sont atteints d'une affection le plus souvent squammeuse, qui est tenace et sujette à récidive. Ce qui en fait surtout la gravité, c'est l'épaisseur et la sécheresse de l'épiderme palmaire, obstacle à l'action locale des remèdes ; en second lieu, la pression et les mouvements subits que l'effet du travail journalier et certaines habitudes occasionnent à cette partie. Aussi n'est-il pas rare de voir cette maladie, éteinte depuis longtemps dans toutes les parties du corps, survivre dans les mains et dans les pieds, malgré les traitements les plus actifs.

On prendra d'abord contre cette affection, une ou deux fois par jour pendant un quart d'heure, un bain de mains dans :

Sublimé.	1 grammes
Alcool	10 —
Eau.	1 litre.

Après quoi, on frottera les plaques avec la pommade suivante :

Axonge	30 grammes
Bi-iodure de mercure	0°50

Ces frictions doivent être faites vivement afin d'irriter la peau en deux ou trois jours. Alors on les cesse, et on ne les recommence plus vivement que quinze jours après dans le cas où la guérison n'aurait pas eu lieu.

Le malade ne devra pas manier habituellement de corps durs, ni couper, gratter ou écorcher les parties malades. Pour ne pas succomber à la tentation, il est bon de porter des gants de fil.

Si le mal siége aux doigts, il pourra disparaître rapidement en tenant pendant la nuit des bandelettes de sparadrap de Vigo.

Si c'est autour des ongles, on fera un pansement avec de la charpie imbibée de la solution suivante :

Eau distillée.	30 grammes
Nitrate d'argent.	1 —

« J'ai guéri ainsi en quinze jours, dit M. Diday, des doigts *qu'on avait pris jour pour amputer.* » Mais le pansement, ajoute-t-il, doit être répété deux ou trois fois par jour, et fait avec le plus grand soin. Il ne faut pas oublier non plus de varier le degré de concentration du liquide, pour éviter l'accoutumance.

Pour ce qui concerne le pied nous donnerons les mêmes prescriptions.

Il ne faut pas confondre le cor avec la plaque muqueuse interdigitale. Le premier exhale la mauvaise odeur spéciale à chaque individu, la seconde, une odeur repoussante, tout à fait caractéristique.

Il y a également une différence entre les squammes plantaires et les callosités produites par la marche et la chaussure. Autour de la callosité il n'y a pas de rougeur, tandis qu'autour de la syphilide cornée plantaire il y a toujours de l'inflammation.

9. Périnée, anus, vulve.

Les plaques muqueuses et les fissures abondent dans cette région. Ricord nous a donné contre cette affection une médication rapide autant qu'infaillible. La voici :

« Deux fois par jour, bassiner les parties malades avec une boulette de charpie mouillée de :

Liqueur de Labarraque . . . . . 60 grammes

« Il faut la porter à plusieurs reprises et exactement jusqu'au fond des plis de la région.

« Immédiatement après cette lotion, appliquer avec le bout du doigt ou avec un pinceau sur les endroits où elle vient d'être faite un peu de :

Poudre de licopode. . . . . 15 grammes
Poudre de calomel . . . . 4 — »

D. — *Traitement de la syphilis tertiaire.*

L'iodure de potassium est le seul et véritable spécifique des accidents tertiaires. Il a prise sur tous les accidents de cette période : il calme les douleurs, fond les gommes, dompte les paralysies, tarit les flux, ferme les ulcères.

Tant que le traitement isolé est continué, le malade est à l'abri des récidives.

Ce médicament étant parfaitement toléré peut être continué longtemps. Les accidents auxquels il donne lieu sont rares et sans gravité ; on n'a qu'à suspendre le remède pour les voir cesser rapidement.

Voici les principaux accidents qu'il est susceptible d'engendrer :

Le coryza, la conjonctivite, l'angine, l'irritation de la muqueuse buccale, une éruption d'acnés miliaires du front et au sillon naso-buccal. L'*iodisme*, ou consomption lente produite par l'usage longtemps continué de l'iode, n'a pas été confirmé par l'expérience.

Aussi ce médicament, malgré les légers accidents qu'il produit quelquefois, et qui, comme nous venons de le dire, cessent rapidement par la suspension du remède, doit-il être placé bien au-dessus du mercure, celui-ci, en effet, est loin d'avoir la même action contre les accidents secondaires. De plus, l'iode est réellement un reconstituant.

La dose, pour les cas d'une gravité ordinaire, est de : un gramme chaque jour pris en deux fois, la moitié le matin et la moitié le soir.

Pour les cas graves et rebelles, il faut pousser la dose à deux, trois et même quatre grammes par jour. On a été jusqu'à trente grammes.

Quand tout accident a disparu, même pendant plusieurs années, le traitement spécifique devra être repris à chaque saison nouvelle, à plus forte raison si quelques légers signes viennent avertir que le mal est encore en puissance. Tels sont les douleurs vagues, la fatigue, un peu de perte de mémoire, d'affaiblissement génital, etc.

Quand un individu a eu la vérole, s'il vient à contracter ultérieurement une affection quelconque, on devra essayer le traitement ioduré.

Comme, grâce à sa rapidité d'absorption, l'iode agit en très-peu de jours, on reconnaît promptement, et sans le moindre doute, si la lésion qu'on a devant les yeux est syphilitique ou non. Quoi qu'il en soit, le médecin n'a qu'à se féliciter d'avoir soumis son client à l'épreuve de l'iodure de potassium dans un cas douteux : ou celui-ci est guéri, ou on peut lui affirmer hautement qu'il n'avait pas la vérole.

Quelquefois l'intolérance des organes digestifs entrave l'action de l'iode, mais le fait est rare. Si la répulsion est causée par la saveur, on peut délayer l'iodure dans du sirop de menthe, par exemple ; si elle vient de l'estomac, dans une boisson émolliente. On a également à sa disposition les vin, café, chocolat iodés et l'eau gazeuse iodo-ferrée. Enfin, s'il y a toujours résistance de l'estomac, on a les ressources des lavements iodés et des frictions de teinture d'iode affaiblie.

Lorsque, par le fait de l'accoutumance, l'iodure de potassium n'a plus que peu d'action sur les accidents tertiaires, on le remplace avec efficacité par l'iodure de sodium aux mêmes doses. Toutefois, ce médicament est difficile à se procurer, beaucoup de pharmaciens n'en ont pas, et, pour ne pas perdre la vente, vous livrent en place de l'iodure de potassium.

Toutes les fois que le mal résiste, fût-on sûr d'être en présence d'un accident tertiaire, on ne doit pas hésiter à recourir au traitement mixte, c'est-à-dire iodo-mercuriel.

Quelquefois, quoique rarement, l'influence de l'iode est insuffisante, et semble plutôt dépendre d'un état particulier du sujet que de toute autre cause. Nous rappellerons donc encore que, outre les adjuvants du traitement spécifique, tels que les sudorifiques et, parmi les toniques, le quinquina et le fer, les moyens hygiéniques sont indispensables. Il faut, avant tout, mener une vie régulière, ne faire aucun excès, avoir une habitation saine et située au midi, faire usage de l'hydrothérapie, des bains de vapeur et des fumigations.

C'est ici le cas de parler des eaux minérales, car elles jouent aussi un grand rôle dans l'hygiène. Elles ont — quelques-unes, du moins — une action curative directe, ou indirecte par la tolérance et l'absorption des spécifiques qu'elles favorisent. Une saison de plusieurs mois dans une station thermale est utile encore par l'influence que le repos, le calme moral, l'air vivifiant de la campagne, produisent sur l'organisme. Mais combien de malades persistent à passer plus de trois semaines dans une station thermale ? « *La saison est de trois semaines.* Tel est l'arrêt dicté par la mode : ni la raison, ni l'expérience ne prévaudront contre elle. Aussi, selon une expression vulgaire, on en a pour son argent, et le mécompte est devenu la règle. De quoi se plaindre d'ailleurs? On était venu pour se refaire, on est *refait* [1]. »

DU TRAITEMENT PARTICULIER DE QUELQUES LÉSIONS TERTIAIRES.

Du traitement particulier de quelques lésions tertiaires. — Les lésions locales ou viscérales de la syphilis tertiaire, outre le traitement que nous venons d'indiquer, exigent souvent un traitement particulier. Il est difficile, en présence d'une affection tertiaire, surtout quand elle est peu avancée, de savoir le traitement qui lui convient

[1] Diday et Doyon, *loco citato.*

TROISIÈME PARTIE

SYPHILIS

CHAPITRE PREMIER

HISTORIQUE. — ACCIDENT PRIMITIF (CHANCRE INDURÉ OU INFECTANT)

Considérations générales. — Les discussions les plus savantes sur l'origine de la syphilis ont laissé la question encore pleine d'obscurité. Les uns continuent à prétendre que cette affection a existé de toute antiquité, les autres, qu'elle n'a effectué son apparition que vers la fin du quinzième siècle.

Les premiers appuient leur opinion sur Celse, Oribase, Paul d'Egine, etc., qui ont décrit des affections ulcéreuses des organes génitaux; ils citent quelques passages obscurs d'Hippocrate, et des allusions d'Horace et de Martial, confirmées par Pline et Dion Chrysostome.

Parmi les seconds, quelques-uns affirment que cette maladie fut importée d'Amérique par les compagnons

6

de Christophe Colomb; d'autres la font coïncider avec l'invasion de l'Italie par les soldats de Charles VIII.

Quoi qu'il en soit, cette maladie fut désignée pour la première fois sous le nom de syphilis, en 1530, par Fracastor, médecin de Vérone. Dès lors, cette affection est étudiée sérieusement; Fernel, en 1545, donne une bonne définition de la syphilis; en 1552, Thierry de Hery fait de l'induration la caractéristique de l'ulcère vénérien; en 1564, Fallope adopte les mêmes vues, et fait une excellente description de la maladie; en 1728, Boerhaave reprend les idées de Fernel, et enfin, en 1786, Hunter enseigne la doctrine de l'*inoculation*, et traite la question de la *contagion des accidents secondaires.*

De nos jours, la science a entrepris de savoir si la syphilis comporte un ou deux virus.

Les *unicistes*, partisans de la première opinion, ont été représentés en premier lieu par Ricord, qui aujourd'hui penche vers l'opinion opposée.

Les *dualistes*, qui ont à leur tête M. Diday, et qui sont aujourd'hui en majorité, admettent deux virus : l'un, produisant le *chancre mou,* sans infection consécutive; l'autre, produisant le *chancre induré,* toujours suivi d'une infection générale.

Le virus syphilitique s'introduit de trois manières :

1° *Par contact* ;

2° *Par l'ovule*, selon que la mère qui l'a fourni, ou que le père qui l'a fécondé, ou encore que l'un ou l'autre soient syphilitiques;

3° *Par le sang*, quand un fœtus syphilitique donne la vérole à la mère dans le sein maternel.

Le premier mode d'introduction du virus répond à la syphilis *acquise*, les deux autres, à la syphilis *héréditaire*.

Lésion initiale. — La vérole débute toujours par un chancre, même quand elle est le produit d'accidents secondaires, et le chancre apparaît toujours là ou l'inoculation a eu lieu. Tantôt la lésion se présente sous forme d'une papule brune qui va en pâlissant, et dont la bénignité est telle qu'elle passe quelquefois inaperçue des malades. Tantôt, c'est une ulcération d'un centimètre, à fond couleur de jambon, et dont les bords ne sont jamais taillés à pic. Mais le signe caractéristique de ce chancre, c'est *l'induration;* on dirait que la plaie repose sur un demi-pois sec.

Ce chancre apparaît du quinzième au vingtième jour, et ne se guérit qu'au bout de six semaines à deux mois. Ordinairement il détermine un engorgement multiple, dur, indolent, des ganglions correspondants, et donne naissance au *bubon spécifique* qui ne suppure pas, mais qui persiste longtemps après la disparition du chancre.

Généralement le chancre infectant est seul, et il ne s'inocule pas aux parties voisines comme le chancre mou. Pourtant il faut remarquer que le chancre infectant, à l'inverse du chancre mou, peut très-bien se reproduire après avoir été cicatrisé. La cicatrice se rouvre sans cause appréciable, et il se forme une fois, deux fois même, une nouvelle ulcération, semblable à la première, et sécré-tant du pus contagieux.

Deux individus sains, ayant des rapports avec une même femme atteinte d'un chancre infectant ou de plaques muqueuses ulcérées, il peut arriver que l'un d'eux ne contracte qu'un chancre simple, tandis que l'autre prendra un chancre infectant; ainsi que le prouve l'exemple suivant :

« Deux jeunes gens de 17 à 18 ans, bien déterminés à éliminer l'inconnu qui tourmente cet âge, s'adressèrent à une jeune personne dès longtemps préparée à ce genre de problèmes. Mais, dans le combat, les deux vainqueurs furent blessés.

« Douze ou quinze jours après l'action, j'étais appelé à constater *de visu* les dégâts survenus dans les rangs des parties belligérantes.

« Le premier blessé qui se présenta dans mon cabinet portait sur le prépuce un chancre induré unique, accompagné de la pléiade indolente consacrée. Informé par ce malade des circonstances qui avaient donné lieu aux accidents pour lesquels j'étais consulté, je pris la résolution d'en faire une analyse approfondie et d'attendre les événements.

« Un point surtout avait considérablement excité ma curiosité.

« Le deuxième blessé, au dire de son compagnon d'infortune, portait sur le prépuce deux petites plaies en suppuration et douloureuses. L'une des aines commençait à se tuméfier et à gêner les mouvements du membre pelvien correspondant. Je demandai à le voir, et je constatai quatre chancres en pleine activité, avec une mono-adénite inflammatoire.

« Je prescrivis des pansements avec le vin aromatique au premier malade, et quelques jours plus tard tout avait disparu ; au second, des lotions émollientes, et des cataplasmes dans la région inguinale. Les chancres s'amendèrent peu à peu, le bubon fut ouvert, et la guérison des accidents locaux ne tarda pas à être obtenue.

« Il me restait à visiter l'arme empoisonnée qui avait causé tout ce ravage.

« La détentrice fit d'abord quelque résistance et finit par s'exécuter. Je reconnus alors un magnifique chancre induré de la fourchette, avec une double adénite indolente multiple, et, malgré mes investigations minutieuses et réitérées, il me fut impossible de rien reconnaître de plus dans aucun des points de l'organe soumis à mon examen le plus attentif.

« *Un chancre induré* sur l'un de mes deux malades, et *quatre chancres mous* sur l'autre, tels avaient été les résultats de la journée.

« *Ces accidents émanaient d'une même source*, le chancre induré de la fourchette.... Les uns et les autres étaient apostillés par les signes adénopathiques distinctifs.

« Plus tard, les événements attendus se manifestèrent : chez la jeune fille, objet de ce débat, une roséole chez le premier blessé, des ganglions céphaliques, puis des plaques muqueuses à la gorge. Quant au deuxième blessé, après six mois et demi, rien de semblable ne s'est encore montré. »

Ce fait, qui semble en désaccord avec la théorie des deux virus, peut s'expliquer facilement si l'on admet la réalité du chancre mixte, c'est-à-dire la coïncidence sur un même point du chancre mou et du chancre induré.

Il est même susceptible d'une seconde interprétation et s'expliquerait par l'immunité de certains sujets pour l'infection syphilitique, immunité provenant sans doute d'une cause héréditaire.

Le chancre infectant siége sur différents organes, et l'on comprend par là qu'il affecte des formes différentes. Voici, par ordre de fréquence, sur quels organes il siége :

Chez l'homme, chancres génitaux. — Muqueuse et limbe du prépuce, frein, gland, méat urinaire, peau de la verge, scrotum.

Chancres extra-génitaux. — Lèvres, langue, gencives, pubis, cuisses ,hypogastre, anus, fesses,joue, paupière, pouce.

Chez la femme, chancres génitaux. — Grandes lèvres, petites lèvres, fourchette, col utérin, méat urinaire, pli de l'aine, vestibule, périnée.

Chancres extra-génitaux. — Bouche, lèvres, langue, base de la luette, nez, cuisses, front, cou, anus, fesses.

Traitement. — Il paraît inutile de donner du mercure avant l'apparition du chancre, ainsi que d'en pratiquer la cautérisation abortive. En effet, le chancre infectant ne peut produire ni bubon douloureux, ni inoculation dans le voisinage. Quant aux suites, la médecine ne peut les prévenir ; mais à mesure que le chancre guérit si l'induration persiste, on doit en provoquer la fonte, et alors le traitement mercuriel est indispensable.

Comme conclusion, le traitement mercuriel fait pendant la durée du chancre, ne retardant pas l'apparition des accidents secondaires et ne les atténuant pas, on ne devra l'employer que dans le cas d'une induration très-accentuée, présage de vérole grave.

CHAPITRE II

ACCIDENTS SECONDAIRES, SYPHILIDES

Six semaines environ après le début du chancre, des plaques apparaissent fatalement, inévitablement, sur la peau et les muqueuses, avec une intensité variable, mais à marche lente et chronique. Elles ne se dissipent qu'après un temps qui varie de quinze jours à deux ou trois mois, et que, d'ailleurs, le traitement peut abréger. — Ce sont les *syphilides* qui ont, comme point commun, la teinte cuivrée, l'absence de douleur, de prurit, et dont les cicatrices présentent une certaine dépression.

§ 1er. — ROSÉOLE.

Cette syphilide est constituée par des taches rosées, quelquefois rouge-sombre, à teinte cuivrée. Elles se montrent d'abord au bas-ventre et au flanc, puis à la poitrine, aux mains et aux pieds. Elles ne produisent pas de démangeaison et affectent la forme cerclée.

Cette syphilide se complique ordinairement de taches brunâtres, bistrées ou blanchâtres sur un fond brun, qui apparaissent autour du cou; elles forment ce qu'on appelle la *couronne de Vénus*.

§ 2. — ÉRUPTION CROUTEUSE DU CUIR CHEVELU.

Ce sont de petites vésicules se recouvrant de croûtes occasionnées par le malade qui les ouvre en se grattant et, en moyenne, de la grosseur d'une graine de chanvre. A cette période, cette éruption s'accompagne constamment d'adénopathie et est caractérisée par un engorgement dur et indolent des ganglions cervicaux postérieurs.

§ 3. — PLAQUES MUQUEUSES.

Symptôme le plus commun de la syphilis secondaire, la plaque muqueuse en est la caractéristique la plus tranchée.

Cette affection se présente sous la forme de petites saillies à peu près lenticulaires répandues en nombre variable sur le scrotum, au périnée, à la marge de l'anus, sur les fesses, à la partie interne et supérieure des cuisses, sur les membranes buccale et pharyngienne. Le plus souvent confluentes, elles forment bientôt sur ces parties de légères plaques d'un rouge obscur et cuivreux, et dont la surface onctueuse, humide, exhale une odeur fétide toute particulière. Chez les sujets qui négligent les soins de propreté ou qui se livrent à des excès de table, on voit souvent les plaques se fendiller, se crevasser et exhaler un liquide séro-sanguinolent, d'une odeur encore plus pénétrante ; elles sont alors le siége d'une cuisson ou d'un prurit plus ou moins intense.

Les plaques qui surviennent sur la muqueuse buccale et pharyngienne, spécialement aux commissures des lèvres, sont d'un blanc-grisâtre, saignantes et se recouvrent facilement d'une couche diphthéritique. Celles que l'on voit au pourtour de l'anus prennent la forme de petites ulcérations linéaires, sorte de fissures qui se cachent dans les plis rayonnants de la marge de l'anus et qu'on désigne sous le nom de *rhagades*.

La marche et la durée de cette éruption n'ont rien de régulier. On la voit souvent, en effet, rester stationnaire et persister indéfiniment, tandis que quelquefois elle disparaît spontanément après un temps assez court.

Syphilides des membranes muqueuses. — On observe sur les membranes muqueuses de la bouche, de la gorge, du nez, des organes génitaux et du rectum, toutes les formes de syphilides que nous venons de passer en revue. Cependant c'est sous l'apparence de plaques muqueuses que cette maladie se montre le plus habituellement. La marche en est la même que sur la membrane cutanée, avec cette circonstance particulière que sur les muqueuses les plaques ont une très-grande tendance à s'ulcérer.

CHAPITRE III

ACCIDENTS TERTIAIRES

§ 1er. — ONYXIS.

On appelle *Onyxis* l'affection de l'ongle et de sa matrice. Cette maladie se présente sous deux formes : la forme sèche et la forme humide.

Dans le premier cas, qui est le plus commun, l'ongle commence par se piqueter en divers points, revêt une teinte grisâtre, devient friable et cassant, s'épaissit et finît par s'exfolier. La lésion commence ordinairement par les bords de l'ongle; quelquefois, cependant, le décollement se fait par les extrémités qui tiennent à sa matrice.

Dans le second cas, il y a gonflement douloureux de cette matrice et ulcération des tissus, d'où suppuration sanieuse. La douleur est alors très-violente, et l'ongle, après s'être atrophié, divisé, arrive à tomber.

§ 2. — IRITIS.

Dans l'iritis syphilitique, il se produit de petites papules brunes à la surface de l'iris ; la vue s'altère ; le globe oculaire devient douloureux ainsi que le front, et la lumière est insupportable. Il n'est pas toujours facile de distinguer l'iritis syphilitique de l'iritis commune.

§ 3. — SARCOCÈLE SYPHILITIQUE.

Dans cette maladie, le tissu fibreux s'épaissit, et un dépôt plastique se forme dans le testicule. Dès que cette snbstance, de couleur jaunâtre, vient à s'épancher, les tubes séminifères s'y trouvent noyés en quelque sorte, et ils finissent par s'atrophier. Les deux testicules ne sont jamais envahis à la fois : celui qui est malade devient dur et augmente de volume. Quant à la sécrétion du sperme, elle diminue, et, par conséquent, la puissance virile en même temps.

§ 4. — LÉSIONS DU SYSTÈME MUSCULAIRE.

A la suite des douleurs vagues éprouvées à chaque éruption de syphilides, on voit se produire, surtout aux muscles des membres supérieurs, des *contractures* ou raccourcissements musculaires. Ces contractures sont graduelles et affectent spécialement les *fléchisseurs* dans les membres.

Les tumeurs sont produites par des *gommes* qui établissent leur siége dans le tissu cellulaire (Voy. plus bas, § 6).

Il est à remarquer que les tendons se prennent aussi, quoique plus rarement que les muscles.

§ 5. — LÉSIONS DU SYSTÈME OSSEUX.

(CARIES, EXOSTOSES.)

Ces lésions comprennent :

1° Les *douleurs ostéocopes*, douleurs profondes qui siégent dans les os, surtout dans les os superficiels; elles sont fixes et augmentent la nuit.

2° La *périostose*, constituée par le gonflement qui survient le long d'un os superficiel.

3° L'*ostéite*, ou inflammation du parenchyme osseux. Cette affection a une marche très-lente.

4° La *carie* et la *nécrose* qui n'offrent aucun caractère spécial; elles s'attaquent surtout aux os du crâne et de la face.

5° Les *exostoses* ou tumeurs dures formées par du tissu osseux, tumeurs précédées de douleurs ostéocopes, et qui peuvent produire des symptômes de compression nerveuse.

§ 6. — LÉSIONS VISCÉRALES ET GOMME.

Nous réunissons ces deux mots différents de sens, car, à part les lésions viscérales résultant de la compression exercée par une tumeur osseuse, puis l'hépatite et la néphrite interstitielles, les autres maladies du foie, du poumon, de la rate, du cœur et des reins, sont causées par le développement de *gommes* dans leur parenchyme.

Qu'est-ce donc que la gomme ?

La gomme est à la syphilis tertiaire ce que la plaque muqueuse est à la syphilis secondaire : elle en est la caractéristique. « Elle se présente, dit M. Diday, sous la forme d'une petite tumeur du volume de l'amande d'un noyau de cerise, globuleuse, dure, d'abord indolente et tout à fait mobile, mais devenant bientôt adhérente à la peau. Successivement on voit le tégument brunir, se déprimer, s'amincir, enfin se perforer. Pendant que ce travail s'accomplit dans la peau, la tumeur a grossi, s'est enflammée.... C'est ce même processus qui, parcourant son évolution dans les parenchymes, y opère ces désordres épouvantables dont les vomissements, la diarrhée, la dyspepsie, l'albuminurie, l'expectoration purulente, la paralysie, le coma, l'hydropisie, sont la conséquence, selon le viscère où les gommes ont élu domicile (foie, rein, poumon, cerveau, cœur), désordres qui, à moins d'un traitement actif, peuvent entraîner la mort. » (Diday et Doyon, *Thérapeutique des maladies vénériennes et des maladies cutanées.* —Masson, Paris, 1876).

CHAPITRE IV

TRAITEMENT DE LA SYPHILIS

Considérations générales. — La syphilis est une viciation du sang; mais, comme dans tous les empoisonnements accidentels, la nature travaille incessamment, et, en général, avec succès, à l'expulsion du principe délétère. Ce n'est certes pas l'œuvre d'un jour: que le malade le sache bien! Il faudra plusieurs mois pour arriver à ce résultat. Des poussées successives auront lieu pendant le cours régulier de la maladie, mais, la plupart du temps, ces accidents ne dérangent en rien les actes ordinaires de la vie, et n'empêchent pas de continuer les relations habituelles, attendu que les manifestations de la vérole atteignent rarement les parties découvertes. Du reste, en ce cas, ces manifestations peuvent être immédiatement réprimées.

Les cas de syphilis grave rebelle au traitement sont

extrêmement rares, et tiennent ou à un état constitutionnel particulier, ou à des traitements mal dirigés. On a grossi beaucoup le fantôme des suites de la vérole au sujet de la progéniture. En somme, la syphilis héréditaire n'est à craindre que chez ceux qui, impatients du traitement ou indociles à toute considération, s'y exposent volontairement.

Deux médicaments forment la base du traitement général de la syphilis : le mercure et l'iodure de potassium. Le premier agit avec succès contre les accidents primitifs et secondaires, le second contre les accidents tertiaires.

Notons que le mercure, prudemment manié, n'a pas les inconvénients qu'on lui a reprochés ; à la dose convenable, il est complètement inoffensif.

A. — *Avant le chancre.*

On n'est presque jamais à même d'employer un traitement à cette période qui comprend quinze ou vingt jours en moyenne, quelquefois trente et quarante. Il serait, en effet, difficile au médecin d'instituer un traitement général, du moment que rien n'indique si la contagion s'est effectuée. Même chose pour un traitement local : comment en ordonner un, en supposant même la contagion réalisée, quand on ignore le point par où elle se serait opérée ?

Il faut donc attendre que le chancre apparaisse.

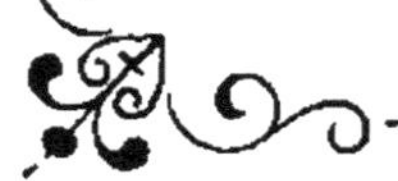

Imp. A. Lahure, rue de Fleurus, 9, à Paris.

www.ingramcontent.com/pod-product-compliance
Ingram Content Group UK Ltd.
Pitfield, Milton Keynes, MK11 3LW, UK
UKHW020234220726
13923UKWH00002B/650

9 782019 663117